Cuida tus hormonas

Si deseas estar informado de nuestras novedades,
te animamos a que te apuntes a nuestros boletines
a través de nuestro mail o web:

www.amateditorial.com
info@amateditorial.com

Recuerda que también puedes encontrarnos
en las redes sociales.

🐦 @amateditorial
f facebook.com/amateditorial

Edgar Barrionuevo
y David Moreno

Cuida tus hormonas

Claves para tu salud física
y emocional

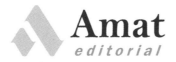

© Edgar Barrionuevo y David Moreno, 2018

© Profit Editorial I., S.L., 2018
   Amat Editorial es un sello editorial de Profit Editorial I., S.L.

Diseño cubierta: XicArt
Maquetación: Eximpre SL

ISBN: 978-84-9735-989-4
Depósito legal: B 24.173-2017
Primera edición: enero, 2018

Impreso por Gráficas Rey
Impreso en España – *Printed in Spain*

Índice

1

Cuerpo o mente: ¿quién controla a quién? Hormonas, neurotransmisores y enzimas. Un laberinto lleno de sorpresas

El funcionamiento de todo nuestro cuerpo se reduce al control de unas sustancias mágicas llamadas *hormonas*. Muchas de las cosas que nos pasan no son más que reacciones bioquímicas que se producen en el interior de nuestro organismo. La sensación de hambre, los disgustos con la pareja, las pocas ganas de hacer ejercicio, la flacidez de nuestros músculos, el mal humor, la euforia incontenida, la acumulación de grasa en las zonas que menos nos gustan... Todo se debe a ellas. A las «hormonas mágicas».

Por nuestras venas y por nuestro organismo cabalgan estos diminutos seres que se encargan de controlar absolutamente todo nuestro cuerpo. Son estos seres los que deciden si tenemos frío o calor, sed o hambre, o si nos vienen unas ganas incontenibles de reír o llorar.

El cuerpo de las personas, pero, sobre todo, el cuerpo de las mujeres, está sometido a un bombardeo constante de las «hormonas mágicas». Pero no hay que verlas como enemigas. Las hormonas son nuestras aliadas, están dentro de nuestro cuerpo y, si sabemos controlarlas, pueden ofrecernos una vida llena de satisfacción.

Leyendo este libro conoceremos las «hormonas mágicas», que no son más que muchas moléculas diminutas que se relacionan entre sí para conseguir que disfrutemos de una salud satisfactoria. Se ofrecen, además, muchas herramientas e información sobre todas ellas (incluidos sus nombres), expuestas de forma sencilla y cercana.

Sin embargo, si tenemos alguna duda, debemos acudir siempre a un profesional. De hecho, todo lo que aquí se expone debe estar aprobado por un médico y nunca se recomienda la libre acción de cualquiera de los contenidos que aquí se reproducen.

Preparémonos para embarcarnos en el apasionante mundo de conocimiento sobre cómo funciona nuestro organismo.

Abramos la puerta a los secretos de las hormonas

Imaginemos que llegamos a casa. Ha sido un día agotador en el trabajo y solo pensamos en tumbarnos en el sofá y dejar de pensar en la gran cantidad de tareas pendientes que nos esperan mañana. Nuestro cuerpo nos está pidiendo un descanso. Nos sentamos y nos dejamos caer entre los almohadones. Cerramos los ojos. En unos minutos debería invadirnos una agradable sensación de bienestar, pero no es tan fácil como parece.

Nos sentimos acelerados. Todos los problemas que hemos tenido en el trabajo aún retumban en nuestro interior. Aunque ya empezamos a notar un poco más relajados los miembros de nuestro cuerpo, hay algo que nos impide dejarnos llevar del todo. Nos encontramos en un estado de excitación que no nos permite desconectar. Tenemos un problema.

La adrenalina, la hormona del estrés, está en pleno apogeo, y ha mandado señales a todo nuestro organismo para que se prepare para hacer frente a una situación de urgencia. Ahora, aunque ya estamos en un entorno más relajado, seguimos sufriendo sus consecuencias. No podemos controlar las reacciones químicas que se han desencadenado en nuestro organismo.

Esto es tan solo un ejemplo de cómo las hormonas hacen interactuar nuestra mente y nuestro cuerpo. Un complejo mecanismo en el que participan emociones y sentimientos, genética, hábitos y alimentación, y que tiene efectos en todos los ámbitos de nuestra vida.

Cuando nos enamoramos, es la oxitocina la que acrecienta el deseo de estar con la persona amada y nos hace procurar por nuestro aspecto. O, por ejemplo, al perder un puesto de trabajo, la testosterona nos ayuda a enfrentamos a lo desconocido hasta que la cosas vuelven a salir bien. Cuando los problemas se resuelven —o encontramos un nuevo puesto de trabajo, siguiendo con el ejemplo—, recibimos nuestra justa recompensa: la dopamina. Entonces, por fin podemos dormir tranquilos y disfrutar de una buena ración de melatonina, la hormona reguladora de nuestros ritmos biológicos y del sueño.

Las hormonas desempeñan un papel en cada instante de nuestra vida. Son ellas las que nos llevan a reaccionar frente a los estímulos que aparecen en nuestro día a día y nos permiten vivir con normalidad. Parece sencillo, pero para ello, deben encontrarse en equilibrio.

Cuando la cantidad de las distintas hormonas presentes en nuestro organismo se descompensa, empiezan los contratiempos físicos y emocionales, que pueden llegar a ser muy graves. Pero no todo está perdido. Existen hábitos y pautas alimentarias en las distintas etapas de nuestra vida —desde la primera menstruación a la menopausia, en el caso de mujeres, o desde la maduración sexual en los hombres—, que nos ayudarán a regular nuestro equilibrio hormonal y a gozar de buena salud.

En primer lugar, es importante entender cómo funcionamos.

El sistema hormonal: el capataz de nuestras células

Todo lo que sucede en nuestro organismo se explica por la acción de nuestras células, la unidad de vida más pequeña que existe. Tenemos millones y millones de ellas especializadas en funciones específicas que realizan metabolizando los alimentos que reciben y convirtiéndolos en nutrientes.

Cada célula contiene información genética de nuestros padres que, además de definir nuestros rasgos físicos, determinan nuestra propensión a determinadas enfermedades. Los genes son los responsables de que nuestra piel se queme mucho antes que la de otra persona o de que nos cueste el doble adelgazar; además, contienen información específica para que cada tipo de células fabrique una determinada proteína y cumpla la función que le corresponde.

Son las células y todas estas sustancias químicas (hormonas, neurotransmisores, proteínas, enzimas, etc.) las que, frente a un cambio en nuestro entorno, reaccionan para mantener nuestro equilibrio u homeostasis. Si tenemos frío, nuestro cuerpo tiritará para generar calor. Si hemos sufrido alguna herida, esta cicatrizará para evitar pérdidas de sangre. Cada una trabajará para compensar los trastornos a los que nos enfrentamos dentro de su área de especialización.

Las células vendrían a ser como los empleados de una gran empresa. Cada una trabaja en su área correspondiente. En nuestro cuerpo realizan sus tareas en distintos sistemas (en distintas «áreas»):

- Sistema esquelético: huesos y articulaciones.

- Sistema muscular: permite el movimiento.

- Sistema respiratorio: absorbe oxígeno y expulsa dióxido de carbono.

- Sistema circulatorio: corazón, vasos y sangre para el transporte de sustancias.

- Sistema digestivo: capta nutrientes y expulsa residuos.

- Sistema excretor: elimina residuos.

- Sistema inmunitario: protege nuestro cuerpo de agresiones externas.

- Sistema tegumentario: formado por la piel, nos defiende de las infecciones.

- Aparato reproductor: encargado de la reproducción sexual.

- Sistema nervioso: controla el organismo con señales eléctricas.

- Endocrino: glándulas productoras de las hormonas que coordinan las funciones de nuestro cuerpo.

Todas estas áreas funcionan dentro de unas condiciones de equilibrio, pero al verse afectadas por contratiempos, el cuerpo intenta mantenerse dentro de un estado de normalidad para poder sobrevivir. Es ahí donde entran en acción las hormonas.

Frente a las señales del entorno, utilizamos el sistema endocrino, y de este modo nos comunicamos con las distintas áreas de nuestro cuerpo. Si sufrimos una caída, el sentido de la vista nos avisará del peligro y el cerebro segregará adrenalina para que, mediante nuestro sistema nervioso, reaccionemos activando los músculos y extendiendo los brazos.

Para mantener este equilibrio interno (y también para crecer) necesitamos un aporte de energía constante. Los alimentos, nuestro combustible, llegan a cada rincón de nuestro organismo a través de la sangre; las células absorberán los nutrientes, eliminarán los residuos sobrantes y realizarán la función que les haya asignado nuestro ADN.

Las células no están solas en nuestro cuerpo. Conviven con las bacterias (como los estreptococos, que causan el dolor de garganta) y, aunque casi siempre se habla mal de ellas, algunas realizan funciones básicas: digieren los alimentos, limpian nuestros residuos (la flora del intestino es básica para nuestro bienestar) o previenen enfermedades. Por eso es tan importante mantener el equilibrio de nuestra flora bacteriana.

El consumo de medicamentos puede afectar negativamente a este ecosistema, igual que el abuso de la leche entera o el exceso de comida. Otras bacterias que ingerimos con la comida son muy beneficiosas, como los bífidus del yogur, o aquellas presentes en alimentos como el café o el vino.

Enzimas: el catalizador de nuestras reacciones químicas

Cada cambio que se produce en una de las células de nuestro cuerpo es producto de la participación de las enzimas, unas proteínas encargadas de desencadenar las reacciones químicas que necesitamos para que la célula haga una tarea en particular.

Pero las enzimas no funcionan solas. Necesitan un compañero: el sustrato, unas moléculas que les permiten realizar la reacción química. Para ello, tienen unos anclajes llamados *centros activos,* que, al engancharse al sustrato, desencadenan la reacción química que necesita la célula. ¿Y cuál es el resultado? El producto.

Como si de una fábrica se tratara, el trabajo en cadena de enzima y sustrato termina en un producto listo para su uso. Esta sustancia será utilizada por las células de los distintos sistemas del cuerpo, que la usarán para desempeñar una función.

Por ejemplo, si cada mañana salimos a correr, necesitaremos energía para hacerlo. Debemos comer hidratos de carbono, que nos proporcionarán glúcidos. Una vez ingeridos, y después de una serie de reacciones enzimáticas dentro de las células del aparato digestivo, obtendremos un producto fundamental: el trifosfato de adenosina (ATP), que nos dará la energía necesaria para correr y no desfallecer en el intento.

Los sistemas de nuestro organismo necesitan estos productos para funcionar. Sin ellos, pueden aparecer dolencias.

El cerebro: epicentro de nuestro día a día

¿Y quién manda las células para que, con sus enzimas, hagan funcionar nuestro cuerpo? El cerebro. Dependiendo de lo que queremos hacer: saltar, tumbarnos, o cualquier tipo de acción, él ordena a los músculos, articulaciones, y demás elementos implicados que realicen su función.

A su vez, ocurre lo contrario. Los procesos físicos que tienen lugar en nuestro organismo afectan al cerebro. Todo lo que sucede en nuestra cabeza, las emociones y los sentimientos, son también fruto de las reacciones químicas de nuestro cuerpo.

Es en las células del cerebro, las neuronas, donde nacen la alegría o la tristeza, las cuales van a determinar nuestro estado de ánimo. Las neuronas se comunican entre sí mediante la liberación de sustancias químicas: los neurotransmisores. A través del espacio que queda entre ellas, la sinapsis, se envían millones de mensajes unas a otras con distintos de estos productos químicos. Estos mensajeros hacen posible el funcionamiento del cerebro, desencadenando los impulsos nerviosos entre las neuronas.

El equilibrio de estos mismos neurotransmisores es el que determinará qué tipo de mensajes —positivos o negativos— predominarán en nuestro cerebro en un determinado momento. Si no hemos tenido ningún problema para dormir, nos levantamos llenos de fuerza y tenemos un día alegre, y esto es gracias a los siguientes mensajeros químicos:

- La serotonina, sintetizada por la glándula pineal, situada en el cerebro. Es la responsable de que conciliemos un buen sueño, ya que regula nuestro reloj biológico y activa nuestros ciclos de sueño y de vigilia.

- La noradrenalina, parecida a la hormona adrenalina. Es básica para que podamos funcionar con energía. Si presentamos carencias de este neurotransmisor, no tenemos ganas de hacer nada.

- La dopamina, la responsable de la segregación de endorfinas, las hormonas que determinan si sentimos placer o dolor. Es el neurotransmisor que nos permite gozar de la vida. Sin ella, nada parece tener mucho sentido.

Estos son solo algunos de nuestros neurotransmisores. En función de los estímulos que recibimos durante el día, las células cerebrales se enviarán mensajes a través de las sustancias químicas y su equilibrio determinará cuál será nuestro estado de ánimo. Todas ellas regulan la secreción de determinadas hormonas, afectando así a una esfera completa de nuestro organismo.

Sobre estrés y hormonas

Ese día de complicaciones en el trabajo, lleno de estrés, del que hablábamos anteriormente, interferirá en los neurotransmisores «alegres», responsables del buen humor con que nos habíamos levantado. Para combatir este estrés, el organismo liberará cortisol, una hormona que nos prepara para luchar contra esa situación de emergencia en la que nos encontramos. Lo que nos pide el cuerpo es huir, luchar y enfrentarnos a peligros como el hambre o el ataque de una bestia salvaje.

Pero no. Simplemente estamos en el trabajo y no hay ninguna reacción en nosotros que permita disminuir el exceso de cortisol. Al llegar a casa, tumbados en el sofá y esperando ese momento de relajación, esa hormona debe disminuir, pero al haber alterado su ciclo con el estrés, no lo hace e interfiere con la serotonina, el neurotransmisor del sueño. Por eso, cuando vivimos momentos de estrés, lo primero que notamos habitualmente es que nos cuesta conciliar el sueño.

Dormir es indispensable para regular nuestro reloj interno, así que, poco a poco, el estrés va afectando a otros químicos cerebrales. La tensión interfiere también con la dopamina, la responsable del placer y del dolor; entonces, ese exceso de estrés hace que dejemos de gozar de nuestras actividades diarias.

Se ha entrado en un desequilibrio de «sobreestrés» en el que los neurotransmisores «alegres» del cerebro encuentran dificultades para realizar sus funciones. La cantidad de tensión que somos capaces de soportar se llama *tolerancia al estrés* y viene determinada genéticamente.

Este estado, el de estar estresado, no es en sí negativo. Ha sido necesario para la supervivencia humana desde el inicio de los tiempos. Sin embargo, estos «mensajes negativos» asociados deben ser contrarrestados por las sustancias químicas que nos traen alegría. De lo contrario, sería muy difícil vivir nuestro día a día.

Según nuestros genes, hay personas que pueden ver sobrepasados más fácilmente sus mensajes positivos por el estrés. Ese desequilibrio de sustancias químicas puede derivar en todo tipo de trastornos psicológicos: insomnio, dolores, ataques de pánico, depresión... El balance entre neurotransmisores puede explicarlo todo.

El papel de la genética

Aunque los neurotransmisores y sus derivaciones hormonales pueden afectar a nuestro carácter, volviéndonos más alegres o más tristes, es la genética la que tiene un papel fundamental en marcar nuestra predisposición a ello. Habrá personas más propensas a estar contentas y otras que tienden a sufrir más bajones en su estado de ánimo. Todo ello lo llevamos escrito en los genes.

Alrededor de una tercera parte de nuestro carácter viene determinado por el ADN; el resto será moldeado por el ambiente en el que nos movamos. Las relaciones con los demás, nuestra educación o nuestras actividades diarias modificarán nuestra predisposición genética hacia un determinado carácter.

Imaginemos a un niño con tendencia a la agresividad. Si crece rodeado de cariño, esa predisposición a la violencia quizá se pueda encauzar hacia actividades que no sean perjudiciales. ¡Igual nos encontramos ante un futuro deportista! Al contrario, si ese pequeño es criado en un ambiente falto de cariño, es fácil prever lo que esto puede desencadenar.

Para hablar de cómo ese material genético condiciona, en cierto modo, nuestro futuro, hay que prestar atención al llamado *gen Catecol-O-metiltransferasa (COMT)*. Este gen codifica la enzima COMT, que actúa sobre las catecolaminas, hormonas estimulantes como la dopamina, la adrenalina o la noradrenalina, que nos dan energía y buen tono de ánimo para afrontar nuestro día a día.

La influencia del estado de estas hormonas es tal que el tipo de gen COMT condiciona el perfil de nuestro carácter. Según las características de este gen, seremos guerreros o pensadores. No somos culpables de nuestras acciones, los responsables son nuestros genes.

Guerreros o pensadores

Pensadores

Se trata de personas con tendencia a ser ordenadas y efectivas para conseguir los objetivos que se proponen. Su capacidad para seguir un plan de forma sistemática les puede ayudar a alcanzar el éxito profesional, aunque un nivel demasiado elevado de estrés les puede perjudicar.

Los pensadores tienen poca actividad de la enzima COMT, lo que implica mucha actividad de dopamina, hormona del placer/dolor, en la corteza prefrontal (la parte del cerebro involucrada en la expresión de nuestra personalidad).

Sustancias como el magnesio, las vitaminas B_6, B_{12} y B_9 (ácido fólico) y el SAME (molécula que se vende como suplemento nutricional para combatir la depresión) afectan a la actividad de dicha enzima y modifican la tolerancia al estrés. Por eso, en situaciones de tensión, los pensadores deben controlar el consumo de café y de té verde.

Guerreros

Al contrario que los pensadores, los guerreros necesitan recompensas regularmente (dopamina) para conseguir sus objetivos. De hecho, no son muy buenos en grandes estrategias a largo plazo, por lo que deben centrarse en pequeños objetivos para así cumplirlos y evitar el abandono y la frustración.

Pueden ser profesionales de mucho éxito —si consiguen encontrar su vocación—, y su principal motivación son las emociones, no la racionalidad. Siempre alimentando la recompensa, les resulta muy beneficioso el deporte, así como dedicar una parte de su tiempo a ayudar a otras personas.

La actividad de su enzima COMT es alta, por lo que su nivel de dopaminas es más bajo. El consumo moderado de estimulantes como café, té verde, chocolate o ginseng les pueden hacer bien, sobre todo en momentos tristes, ya que limitan la actividad de la enzima y favorecen el crecimiento de la dopamina (también puede incrementarse con un suplemento de nicotinamida adenina dinucleótido [NADH], una coenzima que participa en su creación).

Las hormonas, el punto clave

Todo lo expuesto hasta aquí se asemeja a un laberinto, pero son las hormonas las que tienen la clave. Son estas las que pueden influir en el balance químico del cerebro y, desde ahí, comunicarse con las células para que realicen correctamente su función. Es por ello que son tan importantes en nuestro organismo y que su desequilibrio puede acarrear consecuencias tan graves.

¿Cómo conseguir regular su funcionamiento? Con nuestro estilo de vida y con los alimentos que ingerimos. Así, podemos incidir en la cantidad de nuestras hormonas y, por lo tanto, en la calidad de su funcionamiento.

Según nuestra genética, tendremos unas necesidades u otras, pero bajo la supervisión profesional de un especialista podremos ajustar nuestra dieta y repercutir en la actividad de las hormonas en cada momento de nuestra vida. En el caso de las mujeres, el primer periodo, el embarazo, la menopausia, etc. son etapas en las que las hormonas influyen sobremanera en aspectos tan variados de la vida como el cuerpo, las emociones y hasta la personalidad. Pero es posible adaptarse a ellas.

2

Entender el ciclo menstrual y disfrutar de la vida

La menstruación es la primera gran revolución hormonal del cuerpo de una mujer y, durante toda su vida, puede suponer una fuente de complicaciones si no se atiende a sus señales de alarma. Una de ellas, y posiblemente la más extendida, son los cambios en el tránsito intestinal. ¿Cuántas mujeres sufren cambios al ir al baño en esos días?

Tomar pastillas no es la solución, como tampoco lo es abusar de las frutas ricas en fibra o cualquier otro truco para conseguir mejorar el trabajo de los intestinos. El cuerpo está diciendo algo, y ponerle parches no va a servir de nada porque, cuando llegue el siguiente ciclo menstrual, la situación se repetirá. Esa no es forma de vivir, por lo que hay que buscar su solución.

El intestino y las hormonas sexuales femeninas: una relación íntima

Los estrógenos están directamente relacionados con la flora bacteriana que vive en nuestros intestinos. El desequilibrio en esta hormona sexual afectará al ecosistema del aparato digestivo. Aunque pueda parecer raro, no lo es. Tan solo es una demostración más de que nuestro cuerpo no está formado por compartimentos estancos; todo está relacionado.

Existen pruebas médicas que dan fe de ello. Por ejemplo, las mujeres que no ovulan correctamente durante el ciclo menstrual son también las que tienen mayor propensión a sufrir el síndrome del colon irritable, una dolencia digestiva que oscila entre la diarrea y el estreñimiento y que se caracteriza por el dolor abdominal y los gases.

¿Casualidad? No. Las hormonas conectan el intestino con el cerebro, y el desequilibrio hormonal puede provocar que este órgano se vuelva más sensible y afectar permanentemente a un acto tan sencillo de nuestra vida diaria como es ir al baño.

Sufrir en silencio estos problemas digestivos como si fueran inevitables no es la solución, sobre todo porque el exceso de estrógenos acarrea otros trastornos, como la debilidad ósea, que puede acabar desembocando en osteoporosis, fatiga y migrañas, o a la larga hasta en un posible cáncer de pecho.

Diferentes causas, mismas consecuencias

Los cambios en la cantidad de hormonas sexuales que circulan por el organismo pueden provocar reglas irregulares y el retardo en la menstruación. Esta variación de estrógenos puede estar originada por diferentes causas:

- Peso. Los cambios bruscos en la balanza tienen un efecto colateral: una menor ovulación provocada por la bajada en el nivel de estrógenos.

- Tiroides. El gran timón hormonal de nuestro cuerpo es esta glándula situada en la parte superior de la tráquea. Si esta se desequilibra, también lo hace el ciclo menstrual.

- Estrés. No nos cansaremos de advertir de los efectos devastadores del estrés en nuestras vidas. La tensión en cualquier ámbito de la vida pasa una factura muy cara y no debe parecernos raro que provoque alteraciones en la menstruación.

- Ovario poliquístico. Las mujeres afectadas por este síndrome suelen segregar más hormonas masculinas de lo normal, lo que dificulta la ovulación.

- Menopausia prematura. Se da alrededor de los cuarenta años, provocando todo tipo de trastornos en la regularidad de las reglas.

- Medicación. Es importante no abusar de los tratamientos farmacológicos ni tomarlos sin supervisión médica, ya que pueden inhibir la menstruación. Acudir a remedios naturales recomendados por un especialista puede ser una alternativa para evitar dichos trastornos.

- Anticoncepción. La conocida como píldora del día después no está exenta de efectos en el ciclo menstrual. Tomarla puede implicar retrasos y cambios en las características de la ovulación de cada mujer.

- Actividad física. Ejercitarse en exceso también frena la regla. El deporte es bueno, pero en su justa medida.

Además de otros muchos problemas, que incluyen lesiones, el exceso de actividad física puede provocar retrasos en la menstruación.

En el punto de mira: los estrógenos

Médicamente, está comprobado que las mujeres suelen tener más problemas digestivos que los hombres. No estamos frente a otra coincidencia o frente a una leyenda urbana más. Las evacuaciones de las heces se alteran con los cambios hormonales y, por supuesto, se producen casos de estreñimiento en el embarazo o durante la menopausia. Es normal.

La respuesta está en el nivel de estrógenos. Durante algunos periodos, como la gestación o la menopausia, aumenta la presencia de estas hormonas sexuales y esto acarrea cambios en el nivel inflamatorio de los intestinos, que pueden provocar mayor dificultad para ir al baño.

En la cadena de causas y efectos que llevan de los estrógenos a los problemas para evacuar surge otra protagonista hormonal: la serotonina, conocida como hormona de la felicidad.

Serotonina y menstruación

La serotonina (también llamada 5-HT o 5-hidroxitriptamina por su composición química) actúa en la regulación de la alimentación, el sueño, la ansiedad o la atención.

Su influencia es mayor en algunas áreas que otras, pero el 90 % de la serotonina de todo el organismo se encuentra en el tracto gastrointestinal, así que los cambios en esta hormona tienen importantes efectos en nuestro sistema digestivo.

En la menstruación, por ejemplo, la serotonina varía según la fase en la que se encuentre. Por lo tanto, si durante la regla se padece algún trastorno digestivo, es muy probable que esté relacionado con los estrógenos.

Los estrógenos, hormonas sexuales presentes tanto en los hombres como en las mujeres, afectan a la serotonina de diferentes formas.

- *Triptófano*. Los estrógenos potencian la enzima responsable de la producción de testosterona a partir del triptófano, un aminoácido que es el suplemento de moda contra el bajo estado de ánimo y la falta de energía.

- *Sinapsis* o comunicación entre neuronas. La presencia de la testosterona es muy remarcable en el centro de comunicaciones nerviosas que es nuestro cerebro, y los estrógenos facilitan su participación en la comunicación entre células nerviosas. Actúa como los antidepresivos para mejorar nuestro estado de ánimo.

La relación entre serotonina y estrógenos es tan estrecha que, si se quiere conocer cómo afectará emocionalmente la regla, es recomendable entender cómo cambia el nivel de las hormonas sexuales en cada fase de la menstruación.

Se trata de tres etapas y, en cada una de ellas, los estrógenos sufrirán una variación importante:

- *Fase folicular*. Se llama también fase preovulatoria. Tiene lugar los primeros catorce días del ciclo menstrual, cuando el ovario acelera la producción de estrógenos. Al mismo tiempo, se incrementa la presencia de serotonina disponible en el cerebro, lo que aporta sensaciones de energía y entusiasmo.

- *Fase ovulatoria.* Los estrógenos se encuentran en su punto álgido, es decir, se hallan en mayor cantidad en el organismo, junto con la serotonina, lo que puede traducirse en un estado de casi euforia. Esta fase termina con la liberación del óvulo.

- *Fase lútea.* Esta fase se sitúa en los últimos catorce días del ciclo menstrual. Está caracterizada por el aumento de la progesterona, hormona sexual femenina que se sintetiza a partir de la acción de otra hormona, la prolactina, y que contrarresta los efectos de los estrógenos gracias a sus propiedades relajantes. Su función es preparar el cuerpo por si hubiera embarazo, por lo que ayuda a mantener el revestimiento del útero. Si no se da la fecundación, los niveles de progesterona descienden hasta que se produce el sangrado.

Desde el inicio de la fase lútea tiene lugar una reducción repentina de los estrógenos y de la serotonina —de aquí los cambios en el estado de ánimo y la famosa irritabilidad asociada a la regla—, además de problemas digestivos como gases y dolor abdominal.

Los efectos de los estrógenos en la serotonina son evidentes, solo tenemos que fijarnos en las consecuencias que tienen en el sistema digestivo.

El receptor 5-HT3: el punto clave

Las hormonas no funcionan libremente, sino que todas tienen un receptor al que se acoplan para poner en marcha una respuesta biológica. Es algo así como poner una llave en su cerradura y abrir la puerta para que pase algo para lo que estamos preparados.

¿Y cuál es la cerradura de la serotonina? El 5-HT3, un receptor presente en muchas zonas de los intestinos. Al entrar en contacto con la serotonina, estos neurotransmisores activan distintos mecanismos que pueden influir en el apetito y en el bienestar digestivo.

Los estrógenos incrementan la serotonina, de manera que su presencia excesiva interfiere en estos receptores, lo que conlleva consecuencias para el organismo: náuseas y vómitos, ansiedad, propensión a las convulsiones y, por supuesto, problemas intestinales como el síndrome del colon irritable.

Además, el 5-HT3 está relacionado con los dolores crónicos de la fibromialgia y con los dolores y entumecimientos de las neuropatías periféricas (dolencias, todas ellas, vinculadas en mayor medida a las mujeres).

Remedios para vivir la menstruación de un modo saludable:

- Comer menos pero con mayor frecuencia: El síndrome premenstrual provoca bajos niveles de glucosa, lo que desemboca en nerviosismo a través de la liberación de la hormona del estrés, el cortisol. Alimentarse cada pocas horas minimizará la falta de azúcar.

- Vitamina B_6: La ingesta de este nutriente, presente en alimentos como aguacate, plátano, carne de aves de corral o legumbres, colaborará en la producción de serotonina y mejorará el estado de ánimo.

- Practicar deporte: Para tener un mejor humor no hay nada más adecuado que el ejercicio. Se segregan endorfinas y se reduce la ansiedad.

- Calcio: Combate la retención de líquidos que tiene lugar durante la menstruación.

- Vitamina D: Junto con el calcio, disminuye los síntomas de la regla. El zumo de naranja o el yogur pueden ayudar.

- Regaliz: Raíz rica en flavonoides que, al contener la respuesta del 5-HT3 a la serotonina, puede combatir la inflamación intestinal.

- Jengibre: Otra raíz muy útil si, durante la regla, se tiene tendencia a padecer diarrea, ya que ayuda a mitigar los dolores digestivos.

En el capítulo 16 se ofrecen más recetas naturales que ayudarán a mantener el equilibrio hormonal para vivir el ciclo menstrual de la forma más agradable posible.

Ya hemos visto la gran influencia que tienen las hormonas sexuales femeninas en todo el cuerpo. Más adelante, conoceremos cuáles son sus efectos con mayor profundidad. El embarazo, la menopausia... La complejidad del fenómeno sexual femenino es inagotable.

3

Diferentes etapas de la salud hormonal (juventud, madurez, menopausia...)

Como ya se ha señalado, las hormonas son elementos químicos que tienen una importancia capital en nuestro cuerpo. Son los reguladores principales de nuestro desarrollo y participan en multitud de funciones. Actúan en el aporte de energía, equilibran el azúcar y la sal de nuestro organismo o regulan el ciclo menstrual.

A lo largo de la vida, todo este sistema hormonal sufre cambios que condicionan nuestro cuerpo. Principalmente son las hormonas sexuales las que desencadenan nuestra evolución a medida que crecemos, por lo que conviene que conozcamos este proceso y sus grandes alteraciones.

El sistema endocrino

Las hormonas se fabrican en las glándulas endocrinas situadas en distintas partes de nuestro cuerpo: cerebro (hipotálamo, cuerpo pineal y glándula pituitaria), tiroides y paratiroides, glándula timo y corazón, páncreas, glándulas adrenales y riñones, ovarios en la mujer y testículos en los hombres.

A partir de estos centros de producción viajan por el torrente sanguíneo, convirtiéndose en el coordinador general de nuestro organismo y participando en multitud de funciones del cuerpo: desde la regularidad del ritmo cardíaco a la definición del aspecto físico o del estado emocional.

La pubertad y la adolescencia

A partir de los diez años, las mujeres sufren su primer gran cambio hormonal. Esta revolución se produce cuando madura el llamado *sistema hipotálamo-hipófisis-gonadal*, un complejo de glándulas y nervios que controlan los ovarios de la mujer.

A partir de la secreción hormonal del sistema nervioso central empieza a desarrollarse su capacidad reproductiva. Las hormonas sexuales, testosterona, progesterona y estrógeno, serán las responsables de los numerosos cambios físicos que se avecinarán en el cuerpo de la mujer:

- *Adrenarquía*: Aumento de la producción de hormonas sexuales que empieza alrededor de los siete u ocho años.

- *Pubarquía*: Crecimiento del vello púbico a los once años que irá seguido, más adelante, de la aparición del vello axilar, a causa de las hormonas suprarrenales, y del engrosamiento y oscurecimiento de los genitales.

- *Telarquía*: Desarrollo de las mamas. Se trata del primer cambio sexual significativo, que se produce alrededor de los nueve años y que viene acompañado del ensanchamiento de su sistema de conductos y del incremento de grosor de los pezones, derivado de los estrógenos.

- *Menarquía*: Inicio de la menstruación en un amplio margen de entre los diez y los dieciséis años y, por lo tanto, adquisición de la capacidad reproductiva.

Como todos sabemos, además de en los órganos sexuales, los cambios se producen también en muchas otras partes del organismo:

- Piel más grasa.

- Aumento de peso y mayor altura.

- Incremento del sudor.

- Ensanchamiento del rostro.

- Acné.

- Engordamiento y aumento de vello en los brazos.

- Crecimiento de muslos y nalgas.

- Ensanchamiento de las caderas.

Todos estos cambios van acompañados de alteraciones anímicas y emocionales, las cuales van de la mano de un proceso psicológico que va unido al crecimiento social de cada mujer: mayor curiosidad, opiniones críticas o nuevas formas de pensamiento que los padres suelen tachar de problema. Sin embargo, esta rebeldía es algo por lo que la adolescente debe pasar, así que, en cierto modo, el problema lo tienen sus progenitores.

La menstruación

El ciclo menstrual femenino merece un aparte dentro de los cambios que se producen en la pubertad. Como sabemos, la llamada regla, por sí sola, supone numerosas alteraciones hormonales en el cuerpo y en el estado de ánimo de la mujer.

Los veintiocho días que dura el ciclo menstrual pueden dividirse en distinta partes:

- Fase folicular o estrogénica: Aumenta la cantidad de hormonas sexuales para prepararse para la ovulación.

- Ovulación: Producción del óvulo el día catorce del ciclo.

- Fase lútea o progestacional: El organismo segrega progesterona y se prepara para la posible implantación del óvulo en el útero. Si esta no se produce, las hormonas sexuales descienden abruptamente y aparece el sangrado, preparando el cuerpo para reiniciar el ciclo.

Así pues, el estado de ánimo de las mujeres cambia durante el ciclo menstrual. Durante la fase folicular, la mujer siente un mayor deseo sexual ya que su cuerpo se prepara para conseguir el embarazo. La energía y la vitalidad suelen ir asociados a esta etapa en la que el cuerpo se libra de la hinchazón y la mujer conserva un buen apetito.

En la fase lútea aparece la retención de líquidos, la hinchazón en el abdomen y la mayor tensión mamaria, acompañado por más dificultades para un tránsito intestinal correcto. Todo esto afecta a la vitalidad de la mujer, que, además, sufre un aumento de temperatura y se ve más predispuesta a los resfriados. El apetito también se ve afectado y disminuye.

Emocionalmente, esta etapa es conocida por reunir los tópicos que se suelen atribuir a las mujeres que sufren la regla. Las alteraciones en la afectividad son generales y suelen caracterizarse por respuestas emocionales desproporcionadas y variables, que pueden transitar de la risa al llanto.

Los trastornos de la regla

Las alteraciones del ciclo menstrual son una causa frecuente de visita al ginecólogo. El médico estadounidense Charles Frederic Fluhmann utilizaba una clasificación que, aún hoy en día, sigue vigente.

Según el ritmo y la frecuencia:

- Amenorrea: Ausencia de menstruación durante dos o tres ciclos menstruales consecutivos.

- Proiomenorrea: Adelanto de más de siete días del ciclo menstrual o reducción por debajo de veintiún días.

- Opsomenorrea: Retraso de más de siete días o ciclo mayor de treinta y cinco días.

Según la duración:

- Polimenorrea: Sangrado con una duración superior a ocho días.

- Oligomenorrea: Sangrado inferior a tres días.

Según la cantidad:

- Hipermenorrea: Flujo considerablemente mayor de lo habitual

- Hipomenorrea: Hemorragia menstrual marcadamente menor.

Otro tipo de trastornos:

- Menstruación anovulatoria: Regla normal en todos los aspectos externos que, sin embargo, presenta ausencia de ovulación.

- Nictomenorrea: Sangrado eminentemente nocturno. Puede ser un síntoma de cáncer endometrial.

- Reglas interrumpidas: Menstruación que se detiene desde veinticuatro a setenta y dos horas tras durar durante tres o cinco días, para retomar el proceso durante uno o dos días más. Puede ser consecuencia de una lesión inflamatoria.

Todos estos trastornos pueden ser causados por alteraciones hormonales derivadas de distintas enfermedades, que ocasionan retrasos y cambios en la duración y la frecuencia. Algunas de sus causas pueden ser los ovarios políquísticos, la endometriosis —o crecimiento excesivo del endometrio— o un índice elevado de prolactina en sangre. Además, las dolencias de la tiroides también pueden afectar al ciclo menstrual de la mujer. Por otro lado, la obesidad, la dieta, la ingesta de medicamentos y el uso de anticonceptivos o de la pastilla del día después pueden distorsionar el ciclo menstrual.

En algunos casos, eso podría ser síntoma de alguno de los cánceres del cuello uterino y endometrial. Así que, si se sufre de cualquiera de estas alteraciones, se debe acudir al ginecólogo de inmediato.

Las señales de nuestro cuerpo

Durante el desarrollo del periodo fértil, a diferencia del hombre, la regla en la mujer funciona como una especie de test para valorar cómo está su equilibrio hormonal. Una de las señales que hay que tener en cuenta son los dolores menstruales, llamados también dismenorrea.

Se trata de cólicos en la parte baja del abdomen, que pueden ser puntuales o tener una duración más larga e intermitente. A veces, también pueden irradiarse hasta la espalda y son bastante frecuentes, lo que puede dificultar el desarrollo normal de la vida diaria.

Existe dismenorrea de dos tipos:

Primaria: Ocurre al principio de experimentar períodos menstruales. Está relacionada con el aumento de actividad de la hormona prostaglandina, producida en el útero.

Secundaria: Dolor que aparece en mujeres que experimentan periodos normales. Suele estar relacionada con:

• Endometriosis: Las células del útero crecen en otras zonas del cuerpo

• Miomas

• Dispositivo intrauterino fabricado con cobre

• Enfermedad inflamatoria pélvica

• Síndrome premenstrual

• Enfermedades de transmisión sexual (ETS)

• Estrés

Además, según cómo se experimenten estos dolores, también pueden ser un indicador del tipo de hábitos que se tienen el resto del mes. Un tema que debe tenerse muy en cuenta es cómo eliminamos el exceso de estrógenos de nuestro organismo.

En muchas ocasiones nuestros hábitos hacen que el cuerpo se llene de estrógenos, principalmente a través de la alimentación y de nuestra exposición a muchos materiales ambientales que son disruptores endocrinos, es decir, que actúan de un modo parecido a los estrógenos, por lo que nuestro cuerpo tiene mucho trabajo para eliminar su exceso.

Existen muchos estudios científicos que relacionan los excesos de dichos estrógenos, tanto alimentarios como medioambientales, con trastornos en la salud hormonal de la mujer y la aparición de estos síntomas tan intensos en los periodos. En muchos casos, las medicaciones más alopáticas (pertenecientes a la medicina moderna) y las terapias hormonales no hacen más que agravar el problema

Nuestra recomendación es contar con la supervisión de un médico ginecólogo con una visión integrativa y holística, que sepa encauzar la situación de cada persona respetando la naturaleza de su organismo y haciéndole entender sus necesidades.

El embarazo

Si hay alguna etapa en la vida de la mujer caracterizada por los cambios hormonales esta es la del embarazo. La fecundación viene acompañada del mantenimiento en la secreción de progesterona, responsable de la seguridad del incipiente embrión.

Quizás sea por eso por lo que algunas veces escuchemos que a algunas embarazadas se les receta progesterona si hay una obertura anormal del útero o bien si las contracciones preparatorias para el parto se avecinan demasiado pronto. El motivo es que la progesterona predispone al cuerpo a proteger la vida que está naciendo en su interior.

La aparición de algunas hormonas explica los síntomas clásicos durante la gestación. Como la gonadotrofina coriónica, directamente relacionada con las náuseas de los primeros meses. O la prolactina, que pone a punto las mamas para la lactancia, lo que provoca un aumento de su tamaño.

Hacia el final del embarazo entra también en acción la oxitocina, que desencadena las llamadas contracciones de Braxton Hicks, que no son más que espasmos musculares indoloros que preparan el útero para el posterior parto. Se trata, en cierto modo, de ejercicios de simulacro que el cuerpo practica antes de afrontar el alumbramiento real.

Como podemos ver, durante el embarazo cada hormona cumple su papel a la perfección para que el feto llegue a buen término. Al igual que sucede en tantos otros procesos corporales, son estas las responsables de guiarnos durante toda la gestación.

Lactancia

Después del parto entra en acción la prolactina, la hormona responsable de la fabricación de leche en las glándulas mamarias —además de producir progesterona—.

Es el propio recién nacido quien, con su acción instintiva de succión del pezón, estimula la síntesis de esta hormona. Otros factores como el estrés o las horas de sueño también afectan a su producción.

En los hombres, la prolactina participa en la función adrenal, encargada de la síntesis de cortisol —la hormona del estrés— y de la aldosterona —reguladora del transporte de sodio y de potasio en el organismo—. Además, después del coito, es la responsable de la somnolencia que tiene lugar en los varones, conocida como *periodo refractario*.

Menopausia

El fin de los ciclos menstruales de la mujer está caracterizado por un descenso brusco del nivel de estrógenos. Este cambio hormonal tiene implicaciones en todo su organismo:

- Piel y mucosas con mayor sequedad

- Disminución del calcio en los huesos (osteoporosis)

- Aumento de la grasa corporal

- Riesgo de enfermedades cardiovasculares

- Posibilidad de trastornos hormonales como el hipotiroidismo

Todo este proceso viene acompañado, asimismo, de un peor estado de ánimo que puede desembocar en depresión. El deporte y una buena alimentación serán la base sobre la que combatir todos los anteriores síntomas.

Las hormonas: compañeras de viaje

Todos estos cambios hormonales son procesos naturales que deben vivirse con tranquilidad. Vivirlos con ansiedad puede llegar a suponer un problema para el día a día. Así que debemos evitar caer en el nerviosismo y tratarlos como lo que son: síntomas con los que el cuerpo está intentando decirnos alguna cosa.

Adecuar nuestra dieta para equilibrar nuestros niveles de hormonas puede resultar de gran ayuda. A lo largo del libro encontraremos numerosos ejemplos de ello. Además, siempre se puede acudir a un especialista que nos diseñe una alimentación adecuada o que, en casos más graves, nos recete medicación.

Y no olvidemos llevar una vida sana. Las hormonas son grandes reguladores de nuestro cuerpo y si sentimos alguna dolencia en cualquiera de estas etapas puede que no estemos cuidando de nuestra salud como debiéramos. Abandonemos el tabaco y no abusemos del alcohol. Por otro lado, tampoco debemos pasarnos con los medicamentos. En muchos casos, un tratamiento inadecuado puede ser el promotor de una enfermedad.

Y no olvidemos acudir siempre al ejercicio físico. Para empezar, nos ayudará a segregar endorfinas, las hormonas del placer, y supondrá un gran empujón para poner nuestro sistema endocrino a punto. No lo olvidemos: es el gran regulador de nuestro cuerpo así que, si no nos cuidamos, será lo primero en fallar.

4

El gran equipo intestino-cerebro. La gran influencia hormonal y nerviosa

Hasta ahora, hemos visto como las hormonas interactúan con el cerebro. O bien son segregadas por este directamente, o bien es el mismo cerebro el que da la orden a alguna glándula para que las sintetice y las libere al cuerpo.

Así funcionan las hormonas, como neurotransmisores, herramientas que utiliza el cerebro para provocar una respuesta biológica.

Pero, ¿y si existiera algún otro cerebro en el organismo?

No, no es ningún juego de palabras. Tenemos en nuestro interior un órgano dotado de un sistema nervioso que tiene más neurotransmisores que el cerebro: el intestino. No es casual que muchos especialistas se refieran a él como el segundo cerebro.

Este órgano es capaz de provocar cambios en nuestras emociones y en nuestro bienestar a través de una cantidad increíble de neuronas situadas por sus paredes que se dedican a transmitir al cerebro los datos de los microorganismos que viven en su interior, y también a la inversa. Esta compleja relación entre intestino y cerebro explica multitud de dolencias y de enfermedades.

Intestino y estrógenos

Los estrógenos, por ejemplo, pueden influir en la flora intestinal tanto de mujeres como de hombres, lo que tiene implicaciones directas en nuestras comidas diarias. La complejidad de la dieta incide, además, en nuestra microbiota, el equilibrio de microorganismos saludables que viven en el intestino. Así que la relación entre estrógenos y la microbiota intestinal es como un pez que se muerde la cola. Parece extraño, ¿verdad? Pues tiene la misma lógica que rige todo nuestro cuerpo.

En las paredes del intestino se encuentran los receptores de los estrógenos, y ya hemos explicado que funcionan como cerraduras donde encaja la «llave» de la hormona para poner en marcha una función biológica.

Un ejemplo clásico de la relación entre los receptores y sus hormonas en nuestro cuerpo es el hambre. Los sensores del intestino responden a la ingesta de alimentos avisando al cerebro de que ya hay suficiente comida. Nuestro cerebro, a su vez, libera las hormonas responsables de la saciedad, que, al llegar al intestino, conectan con su correspondiente receptor para que el cuerpo sienta una sensación de plenitud y deje de comer.

Es por ello que muchas investigaciones sobre la obesidad se centran directamente en el receptor del hambre, ya que conseguir su inhabilitación significaría que, independientemente de la cantidad de hormonas que controlan la saciedad, podríamos regular la sensación de hambre de una persona obesa.

Asimismo, en el caso de las hormonas estrógenos, la presencia y el estado de la «cerradura» que les corresponde regularán sus efectos sobre nuestro organismo.

Y ahora viene lo fundamental. La microbiota afecta a estos receptores, lo que significa que los microorganismos que tenemos en la tripa pueden ayudarnos —o no— a hacer frente a las dolencias derivadas del exceso de estrógenos como el acné, los ovarios poliquísticos, el síndrome premenstrual, o en el caso de los hombres, de acumulación de grasa en las mamas y caderas (zonas más comunes de acumulación de grasa en la mujer), hemorroides o inflamación de la próstata, o la inflamación interna, entre muchas otras.

De momento, funciona lo que en la ciencia se llama el método de prueba y error, y ya son muchos nutricionistas y médicos los que recomiendan probióticos. Estos pueden tomarse como suplementos alimenticios o con alimentos que contengan directamente microorganismos vivos que beneficien nuestro tracto intestinal (lácticos con *Streptococcus*, *Lactobacillus*, kéfir, chucrut, miso, té de kombucha, etc.). O recurren también a prebióticos, que tiene la propiedad de estimular selectivamente estas bacterias intestinales de nuestra microbiota.

La cautela frente a productos farmacéuticos como los antiácidos —que, consumidos por mucho tiempo, puedan dañar nuestra flora— y poner en marcha nuevas estrategias alimenticias serán los pilares del cuidado de nuestro intestino.

Microorganismos de cuna

La flora vive en el interior de nuestros intestinos, la llevamos de serie, como si se tratara de un código de barras que nos registraron al nacer y que condiciona nuestra salud mucho más de lo que imaginamos.

Todo empieza desde la microbiota intestinal de la madre, que, durante el embarazo, se transfiere al feto a través de la placenta. Se trata de fragmentos de bacterias que, más adelante, se transformarán en organismos vivos e influirán en el sistema inmunitario del bebé. En cierto modo, los microorganismos de la madre empiezan ya a alojarse en el nuevo individuo antes de que este nazca.

El parto también influye en la recepción de estos microorganismos. Estudios recientes han descubierto que cuando un bebé nace por parto natural, en el canal del parto ya se absorben unas bacterias muy importantes para nuestra microbiota, una transferencia que también tiene lugar cuando damos el pecho al recién nacido. Por este motivo, en el caso de las madres que hayan tenido a sus bebés por cesárea y que, además, no le hayan dado el pecho, resultará interesante valorar cómo se pueden cubrir esos probióticos que le faltan al bebé.

Tras el parto, y según los genes que herede el recién nacido, las células del sistema inmunitario del bebé se desarrollarán, lo que incluye la formación de las mucosas del intestino, las cuales acogerán las bacterias provenientes de la madre.

Gracias a esta preparación previa «de cuna», nuestras tripas podrán alojar a lo largo de su vida distintos tipos de gérmenes sin ningún problema, dentro de unos límites saludables marcados por nuestro sistema inmunitario. El equilibrio de la flora en nuestros intestinos será fundamental para nuestra salud.

Las heces: el secreto mejor guardado

¿Cómo podemos conocer el estado de estos microorganismos que se encuentran en nuestro interior? Mediante el estudio de nuestras heces. Es cierto que no suena muy alentador, pero es una técnica que va a revolucionar el conocimiento de nuestro cuerpo. Estos microorganismos, hoy por hoy, son tremendamente desconocidos; son un terreno virgen para los exploradores.

Pese a su mala prensa, las bacterias no solo no son dañinas para nuestro organismo, sino que cumplen un papel importantísimo en él. Desde nuestra digestión hasta el equilibrio de nuestro sistema inmune, pasando por multitud de funciones.

Por esta razón, a pesar de que hasta el momento toda esta microbiota ha sido sistemáticamente ignorada por la medicina, ahora empieza a tenerse en cuenta, por ejemplo, en la administración de recetas médicas. Ha sido hasta hace muy poco (y sigue sucediendo así en muchos facultativos) que, frente a cualquier problema de salud, se recetaban antibióticos.

Y no estamos diciendo que los antibióticos sean malos, pues estos nos han salvado la vida en muchas ocasiones. El caso es que, además de matar a las bacterias malas de una infección o de una enfermedad, también pueden matar a las buenas. Es una situación fatal para nuestro ecosistema interno, que resulta muy dañina para la flora intestinal.

Esta desaparición de los microorganismos propios de nuestro sistema digestivo (o de la vagina, en las mujeres) es la puerta de entrada para numerosas bacterias. Pero debemos tener en cuenta que estas no son de las buenas: diarreas, hinchazón intestinal, dolores y hasta contratiempos en la fecundación, son molestias que nos pueden llegar a pasar con el ataque de estos agentes externos.

Así que, contra la lógica de los antibióticos (en cuyo caso no está de más recordar que debemos utilizarlos con mucho cuidado para no generar resistencias frente a las enfermedades que curan), lo que debemos hacer es «cultivar» nuestra flora en vez de matarla. De este modo seremos más fuertes frente a cualquier contratiempo.

En cierto modo, se trata de crear un entorno saludable para que estos «bichitos» crezcan fuertes en nuestro interior y cumplan su cometido protegiendo nuestra salud. Uno de los últimos tratamientos que han puesto en marcha los especialistas puede resultar de lo más sorprendente...

El trasplante de heces

Aunque parezca increíble, es completamente cierto. Mucho menos agresivo que los antibióticos, la introducción de heces cargadas de bacterias buenas supone una gran cantidad de beneficios. En vez de realizar tratamientos alopáticos donde se trata más el síntoma que la causa que lo produce, como puede suceder con la medicación tradicional, que puede eliminar tanto los microorganismos malos como los buenos, con este tipo de técnica se consigue reforzar nuestras defensas frente a cualquier ataque de un modo mucho más natural.

¿Cómo se lleva a cabo? Es simple. A través del ano del enfermo, con una sonda o con una colonoscopia, se introduce esta materia y, una vez dentro del intestino, se consigue reestablecer el equilibrio de su flora y, por lo tanto, desencadenar la lucha contra la enfermedad.

El origen de las heces, por supuesto, es la donación de una persona sana, y estas están bajo control ya que, previamente, son tratadas y homogeneizadas. Es un procedimiento que puede ser muy útil para luchar contra enfermedades que afectan a los intestinos y que provocan su inflamación, como la colitis ulcerosa.

Al contrario que los tratamientos con antiinflamatorios y esteroides, el trasplante fecal ataca las causas de la enfermedad en vez de paliar sus síntomas, lo que, a largo plazo, supone un enfoque más eficaz contra la dolencia.

Es algo de lo que seguramente oiremos hablar en un futuro próximo.

La flora del intestino afecta a nuestra cabeza

Después de este recorrido por la parte final de nuestro sistema digestivo, parece mentira que haya algún modo de relacionar la flora intestinal con nuestro cerebro. Sin embargo, existe, y se trata de una relación directa entre la microbiota de las tripas y nuestra salud mental.

Hay estudios que demuestran una relación entre enfermedades como la depresión o la ansiedad y el equilibrio de estos microorganismos. Se trata de enfermedades neurológicas, sujetas a la composición química del cerebro, que pueden tener su origen en las variaciones de nuestra flora intestinal.

De hecho, esta relación parte de algo tan sencillo que todo el mundo debe haber pasado por ello en algún momento de su vida. Se trata de los efectos directos que tiene una situación emocional agitada con los trastornos intestinales, como las diarreas o el dolor de vientre, que pueden desencadenarse en esos momentos. Pero este vínculo va mucho más allá. En personas con síndrome del intestino irritable, es común encontrarse cuadros de ansiedad.

Hoy en día, ya se están tratando depresiones a base de probióticos que den al paciente las bacterias que necesita. Aún es pronto, pero la complejidad de los intestinos y su interconexión con las hormonas podrían ser el camino que marcara la pista para nuevos descubrimientos.

Los microorganismos que habitan en nuestro interior pueden ser los responsables de la producción de hormonas que influyen en la química del cerebro. Tenemos más de un quilo de bacterias en nuestras tripas, y el camino para descubrir cómo estas afectan a nuestro cuerpo y determinar con exactitud cómo funcionan se prevé muy largo.

Una buena dieta para nuestra cabeza

Por el momento, se han probado los beneficios de la dieta mediterránea como complemento a los tratamientos convencionales contra la depresión y la ansiedad y, de hecho, son muchos especialistas los que reconocen que lo que comemos influye en nuestra actividad cerebral.

Un estudio reciente de la Universidad de Deakin en Melbourne, Australia, reveló que el hipocampo cerebral aumentaba en aquellas personas que seguían una dieta equilibrada a base de frutas, verduras y pescado. ¿Y de qué se encarga esta zona de nuestra cabeza? Nada más y nada menos que de la salud mental y del aprendizaje.

Algunos de los nutrientes cumplen funciones tremendamente específicas que afectan al cerebro. Las vitaminas del complejo B, por ejemplo, benefician al sistema nervioso y cognitivo y minerales como el hierro, presente en acelgas y espinacas, tienen una alta relación con el buen desarrollo neuronal.

Comer pescado azul, de buena calidad y sin someterlo a cocciones agresivas como las barbacoas o las frituras, nos aportará omega-3, lo que resultará en una mejora de nuestra memoria y de nuestra capacidad de concentración, ya que este ácido graso es un componente indispensable de la membrana neuronal.

Además, alimentos como las fresas y los tomates tienen tal poder antioxidante que nos protegerán frente a la amenaza de los radicales libres. O también el huevo, siempre que sea ecológico o proceda de gallinas que estén libres y sanas y tengan una buena alimentación. Todo ello supone un buen impulso para nuestra memoria, gracias a una sustancia llamada colina, que colabora en la formación de la aceltilcolina, una sustancia química que participa en la transmisión de los impulsos nerviosos.

En definitiva, lo que comemos, no solo será una buena garantía para nuestra salud, sino que también determinará nuestro estado intelectual y emocional.

5

Los estrógenos

¿Para qué sirven las hormonas sexuales? La mayoría de la gente a la que hacemos esta pregunta tiende a contestar, simplemente, que son sustancias que provocan una atracción entre personas, una fuerza que nos lleva hacia otras sin saber muy bien cómo. Solo les falta incluir la palabra *magia* en su definición. Según cuentan, más bien parece obra de un sortilegio que cualquier otra cosa.

Para el común de los mortales, un ejemplo recurrente de la manera de funcionar de las hormonas sexuales sería el archiconocido «flechazo». Dos individuos de una misma especie se encuentran en una discoteca y, sin ninguna explicación lógica, algo les impulsa a entrar en contacto; sus cuerpos emiten señales que les llevan a interactuar con ese congénere.

Estas sustancias entrarían en juego en cualquier situación en la que participe la sexualidad entendida de un modo amplio: menstruación, embarazo, lactancia y poca cosa más alcanzarían su radio de acción. Algunos, como mucho, recordarán su adolescencia y cómo esas mismas hormonas hacían crecer los pechos de las chicas o provocaban la aparición de vello y el desarrollo muscular masculinos, a veces de un modo descompensado que solía provocar la vergüenza momentánea de quien lo sufriera. Por no hablar de los molestos granitos en la cara. Hasta ahí es donde alcanzaría el conocimiento general sobre las hormonas sexuales.

Pero la realidad difiere mucho de lo expuesto anteriormente. Estas sustancias influyen en numerosos aspectos de la vida que son inimaginables para la mayoría. Su desequilibrio puede provocar desde migrañas hasta contracturas musculares, pasando por ardores de estómago o depresiones e infinidad de dolencias más. Son un actor básico en el equilibrio de nuestro organismo, que, si no lo tenemos en cuenta, puede amenazar seriamente nuestra salud. Nuestros sistemas emocional, inmunológico y endocrino dependen de ellas.

¿Cómo actuar frente a todas estas consecuencias que la gran mayoría desconocemos? Con la alimentación, por ejemplo. Una dieta sana, combinada con ejercicio, es la mejor forma de prevenir los problemas derivados de un desequilibrio en nuestras hormonas sexuales. Pero vayamos por partes.

Chica o chico: estrógenos versus testosterona

No existen hormonas exclusivas para cada uno de los sexos, pues es su concentración la que se diferencia entre hombres y mujeres. Es decir, todos tenemos estrógenos y testosterona, pero en diferentes cantidades. Los hombres producen mayor número de testosterona, la hormona sexual masculina, y las mujeres hacen lo mismo con los estrógenos, las hormonas sexuales femeninas, que constan de diferentes tipos, como el estradiol, la estrona o el estriol.

Tanto el estrógeno como la testosterona son hormonas de tipo esteroide, un derivado de las grasas, y aquí es donde aparece un viejo conocido: el colesterol. A pesar de su mala prensa, es básico para nuestro equilibrio, ya que una de sus funciones fundamentales es ser el precursor de la testosterona y de los estrógenos.

Sintetizados principalmente en los órganos sexuales (ovarios y testículos), y también en las glándulas suprarrenales de encima de los riñones, las hormonas sexuales se envían por la sangre a todo el cuerpo, participando en multitud de funciones, entre las que está definir las características de hombres y mujeres adultos.

¿Qué nos proporciona la testosterona?

• Capacidad para tomar decisiones

• Predisposición a la valentía, pero también a la infidelidad

• Agresividad

• Acumulación de grasa en el abdomen

• Vello y acné

• Buen humor y entusiasmo

• Incremento de la libido

• Mantenimiento de un volumen muscular alto

¿Qué nos proporcionan los estrógenos?

- Crecimiento de sentimientos emotivos y, así, predisposición para la maternidad

- Almacenamiento de agua y grasa en caderas, pecho y extremidades

- Mayor riego cerebral: aumento de memoria y de capacidad intelectual

- En época de ovulación (estrógeno elevado), mayor brillo en los ojos y piel rojiza

- Aumento de la libido

- Incremento de dopamina (hormona de la felicidad) y de la acetilcolina (conector entre las células nerviosas del cerebro)

- Mayor vasodilatación e hidratación de la piel

- Mejora del sistema inmunitario

La fabricación de los estrógenos

Podríamos decir que la industria de los estrógenos tiene varias factorías. Por un lado, están los ovarios, la fábrica principal de esta hormona, que recibe el apoyo de la placenta durante el embarazo para aumentar la producción. El hermano pequeño de estas dos grandes industrias serían las glándulas suprarrenales, encima de los riñones, que son la fuente de producción para los hombres.

Y, en condiciones normales, ¿cuál sería la época de mayor producción de estas fábricas? La menstruación. Es ahí donde se da, en mayor medida, la creación de esta hormona.

A partir del colesterol, las mujeres sintetizan los estrógenos a través de una enzima llamada aromatasa. Se trata de una sustancia muy común en las zonas grasas del cuerpo de ambos sexos y también en órganos como hígado, piel, cerebro y huesos. Por supuesto, su presencia es indispensable en las zonas relacionadas con la sexualidad de la mujer: mamas, ovarios y placenta.

La aromatasa varía según las condiciones ambientales, así que —y esto es muy importante— si se bebe y se fuma hará que esta enzima esté más activa, y esto puede desembocar en el temido exceso de estrógenos. Otros factores también incrementan la actividad de la aromatasa: la insulina, la edad y la obesidad. Por eso, la dieta es tan importante para regular la presencia de hormonas sexuales femeninas.

Entre los disruptores endocrinos exógenos se incluyen sustancias que afectan al medio ambiente, como los plásticos o los químicos, entre otros contaminantes. Todos ellos estimulan la aromatasa y la producción de estrógenos en ambos sexos.

La progesterona: el regulador natural de los estrógenos

Si la cantidad de estrógenos produjera calor, la progesterona seria su termostato. Es así. No podemos hablar de las hormonas sexuales femeninas sin hablar de su regulación, y esa es la función principal de la progesterona.

Gracias a la acción de una hormona llamada prolactina, los ovarios (y la placenta) liberan progesterona, que seguramente resultará familiar a aquellas mujeres que hayan pasado por un embarazo. Es la encargada de procurar que el feto llegue seguro a buen puerto, y es por ello que se receta la ingesta de progesterona artificial en caso de riesgo de aborto. Más adelante veremos también cómo se puede regular a través de la dieta.

¿Qué funciones realiza la progesterona?

- Reduce el exceso de estrógenos

- Mantiene la mucosa uterina y protege el feto

- Es beneficiosa en caso de sufrir mamas fibroquísticas (inflamación del tejido glandular de la mama)

- Protege frente al cáncer y es antidepresiva

- Participa en la quema de grasas y estimula la tiroides

- Equilibra la coagulación de la sangre y el transporte de oxígeno

- Beneficia la creación de masa ósea

La menstruación: el difícil equilibrio entre progesterona y estrógenos

Como sabe cualquier mujer, el ciclo menstrual dura veintiocho días en condiciones normales. El pistoletazo de salida para su inicio lo da el cerebro: el hipotálamo pone en marcha las hormonas gonadotropinas y estas dan la orden para que empiece el periodo.

El día uno, los ovarios reciben la tarea de fabricar estrógenos, que se incrementan hasta su punto álgido, el día catorce, cuando se inicia la ovulación y el óvulo se libera a las trompas, el momento más fértil de la mujer. A partir de ahí, el cerebro da la orden de sintetizar progesterona.

Lo que le sigue es una caída de los estrógenos. Se desploman los últimos tres días del periodo y baja la regla en caso de que no haya habido fecundación.

Si no tenemos progesterona suficiente o bien los estrógenos no se pueden eliminar, es cuando empiezan los quebraderos de cabeza. Literalmente. La migraña es una de sus principales consecuencias, aunque no la única. Es común también la regla dolorosa, así que es importante conocer nuestro cuerpo para detectar este desequilibrio.

Un modo para conocer si sufrimos exceso de estrógenos es comprobar la hinchazón de los pechos durante los primeros días de la regla. La inflamación de mamas con dolor en la espalda y en la zona de los ovarios no deja lugar a dudas. Estrógenos por doquier. Aunque hay otro modo de detectarlo. Si te notas muy impaciente, estás engordando más de la cuenta sin cambios aparentes en tu alimentación, te sientes cansada o emocionalmente muy inestable, seguro que los estrógenos tienen alguna razón en ello.

Para solucionarlo se deben evitar aquellos alimentos que poseen demasiadas hormonas sexuales femeninas, como lácteos, soja, carnes hormonadas de procedencia no ecológica, harinas, dulces o alcohol. Además, hay que huir de los alimentos envasados y de multitud de productos que tengan contacto con plásticos, como por ejemplo champús, añadiendo a la prohibición el uso de *tuppers*.

Por otro lado, es conveniente recurrir a crucíferas como la coliflor o el brócoli, al omega-3 presente en el pescado azul, y a cítricos, cebolla y ajo. Se puede obtener más información al respecto en el capítulo 16 de este libro.

La menopausia y la bajada de estrógenos

Aproximadamente a partir de los cuarenta y cinco años (aunque en cada mujer es distinto) se produce el cese permanente de la menstruación. Es una etapa en la que la cantidad de estrógenos se desploma, ya que disminuye la capacidad de producción de estas hormonas.

Si eres mujer, quizás lo has notado ya o lo has percibido en alguien cercano a ti. Uno de los síntomas clásicos de este proceso son los cambios emocionales. La irritabilidad puede dominar, en gran parte, ese momento que viven todas las mujeres, acompañado, normalmente, de falta de deseo sexual, insomnio, sofocos y sequedad de las mucosas (vaginal, ocular, sistema digestivo, etc.).

A partir de entonces es cuando la falta de estas hormonas empieza a debilitar los huesos, ya que estas son fundamentales para la prevención de la osteoporosis. Una de las mejores maneras de prevenir la pérdida de densidad ósea es cuidando nuestros hábitos de vida y haciendo mucho ejercicio cuando somos jóvenes, que es el momento de la vida en que más patrimonio óseo podemos generar. Si tenemos una alimentación rica en vegetales y reducida en industriales (azúcar y sal, sobre todo), tendremos buenas fuentes de calcio. Algunas de las mejores fuentes de este mineral son:

• Algas

• Hierbas aromáticas secas

- Semillas de sésamo

- Frutos secos, como almendras, nueces, avellanas, etc.

- Vegetales

- Legumbres

- Queso y leche

- Pescado azul

- Huevos

Si hacemos ejercicio estimularemos que los músculos provoquen tensiones en los huesos para que estos generen mayor masa ósea para soportar esas cargas. Además, al tomar sol, haremos que nuestro cuerpo fabrique vitamina D, fundamental para que también el calcio se fije al hueso. Otros nutrientes como el fósforo (en verduras y hortalizas, legumbres y frutas) y el magnesio (presente en semillas y frutos secos) son necesarios para la correcta absorción de este mineral. Hay que tenerlo en cuenta para diseñar una buena dieta rica en calcio.

Los peligros del exceso de estrógenos

Antes de llegar a las complicaciones específicas de la menopausia, durante toda su vida las mujeres tienden a enfrentarse a otro problema: el exceso de hormonas sexuales. Hay chicas que sufren dolores de regla desde que la tuvieron por primera vez. Les sucede de modo tan frecuente que eso afecta a su descanso y llega a provocarles periodos de ansiedad. Sin embargo, ahora encuentran una solución: una pastilla, la cual les permite hacer su día a día con total normalidad y conviven, así, con una regla extremadamente dolorosa como si fuera lo más habitual del mundo, y esto tienen que soportarlo una vez al mes. No obstante, de normal no tiene nada. Es el cuerpo que nos da una señal de alarma que debe ser atendida: la superabundancia de hormonas femeninas puede acarrear muchas complicaciones y puede acabar desembocando en un cáncer de mama.

Algunas de las dolencias asociadas a esta demasía de estrógenos son las siguientes:

Inflamación

El exceso de hormonas sexuales femeninas desencadena un aumento de mastocitos. Estas células, presentes en la mayor parte de los tejidos del cuerpo, intervienen en los procesos inflamatorios y liberan histamina, la misma sustancia que suelta el sistema inmune tras recibir una picadura de un insecto.

Algunas de sus consecuencia pueden incluir picores de la piel, rinitis, migrañas, enfermedades autoinmunes, colon irritable, baja presión arterial y hasta cansancio generalizado debido a las contracturas y a los dolores articulares. Cabría considerar aquí la fibromialgia.

Reglas dolorosas

Otro elemento estrechamente relacionado con el exceso de estrógenos son las prostaglandinas, una sustancia de carácter lipídico que acentúa las contracciones uterinas provocando calambres y dolor pélvico, retortijones y náuseas, y que, en algunos casos, llega hasta los desmayos.

Cuando comemos en exceso alimentos ricos en grasas saturadas como la bollería industrial, los lácteos industriales, los embutidos, y las carnes procesadas, entre otros, nuestro cuerpo genera mucha cantidad de estas prostaglandinas. Si se quiere conseguir una mejora en las reglas, habría que empezar por variar la alimentación.

Invitamos a las lectoras a hacer la prueba. Solo hay que reducir drásticamente estos alimentos durante un mes y sustituirlos por alimentos ricos en omega-3 (pescado azul, semillas, frutos secos) y alimentos vegetales ricos en vitaminas y minerales. De este modo se podrá percibir una mejora en los dolores.

Ansiedad y depresión

Como los estrógenos son necesarios para la producción de serotonina en el cerebro, la disminución de estos que ocurre durante procesos como la fase lútea (justo después de la ovulación), o la menopausia, puede producir bajos niveles de serotonina y los síntomas asociados a ello. Los niveles de hormonas tiroideas en el cuerpo también están asociados a los estrógenos y pueden disminuir durante la menopausia, produciendo síntomas que pueden simular una depresión u otros trastornos neurológicos.

Complicaciones estomacales

Al intentar su eliminación, el exceso de hormonas sexuales femeninas pasa al hígado y al intestino, donde deberían evacuarse. Si se lleva una dieta rica en grasas saturadas y pobre en fibras, el colon puede presentar un exceso de bacterias malas, lo que provoca la acumulación de estrógenos y su vuelta a la sangre. Colon irritable o estreñimiento son solo algunas de las muchas molestias que se pueden sufrir.

Endometriosis

La eliminación de los estrógenos también provoca disfunciones en los órganos sexuales femeninos. Se trata de la aparición y crecimiento de tejido endometrial fuera del útero y la formación de miomas o tumores benignos. Estas anomalías pueden ser dolorosas, causar sangrado abundante (incluso entre períodos) y provocar problemas de fertilidad.

Mamas fibrosas

Un proceso parecido es el de las formaciones fibroquísticas en los senos. Debido a una respuesta desproporcionada a los estímulos de las hormonas sexuales se forman dilataciones de los conductos mamarios y un crecimiento del tejido de esos conductos formando quistes. Aunque estos tumores son benignos, podrían desembocar en un cáncer de mama.

Hipotiroidismo

El exceso de estrógenos tiene como consecuencia la inhibición de la glándula tiroidea. Este órgano, situado en el cuello, se considera algo así como el gran maestro de la compleja función hormonal, puesto que participa en el metabolismo, en la digestión y en multitud de cometidos.

Su freno provoca una menor presencia de hormona tiroidea, lo que desemboca en hipotiroidismo. Debilidad, cansancio, depresión, dificultad para perder peso…, son algunas de las muchas implicaciones de una dolencia que es toda una pesadilla y que llega a afectar a la piel, la salud del pelo o la fortaleza de las uñas.

El viaje de las hormonas sexuales

Como hemos visto, las consecuencias de tener un exceso de estrógenos son muchas y diversas. Así que, cuando entendamos cómo funcionan estas hormonas y sepamos resolver su desequilibrio, daremos un gran paso para nuestra salud.

Para que cumplan su función, las hormonas sexuales deben viajar a través de la sangre hasta llegar a su destino. Las células diana. Ahí, testosterona o estrógenos encontrarán el receptor apropiado al que se unirán, como hemos dicho, como una llave en su cerradura, provocando una respuesta bioquímica o fisiológica específica.

Pero, como si se tratara de viajeros de primera clase, las hormonas sexuales no están dispuestas a desplazarse de cualquier manera, a menos que queramos arriesgarnos a sufrir problemas. Y es que pueden llegar a ser muy exigentes. De ningún modo quieren nadar solas por el torrente sanguíneo, sino que algún tipo de «vehículo» debe acompañarlas hasta el lugar donde realizarán su cometido.

Si se les abandona sin compañía, empiezan los contratiempos. Pueden, por ejemplo, accionar un exceso de células diana, lo que acarreará una superabundancia de funciones hormonales en marcha que son las que perjudicarán nuestra salud.

El modo de evitar estas complicaciones es sencillo: asegurar un transporte para estas hormonas tan quisquillosas.

Los «vehículos» hormonales favoritos de estrógenos y testosterona

La mayor parte de las hormonas sexuales que circulan por la sangre deberían «subirse» a uno de estos vehículos:

- Albúmina: proteína muy común en la sangre, procedente del hígado

- Globulina fijadora de hormonas sexuales (SHBG): proteína producida en hígado, cerebro, útero, testículos y placenta, que presenta una gran atracción por estrógenos, testosterona y DHT (un derivado de la hormona sexual masculina)

Gracias a estos dos transportes, el número de hormonas sexuales libres en sangre queda limitado y, por lo tanto, se mantiene a raya la actividad hormonal que tantos perjuicios puede causar.

De hecho, los análisis de sangre examinan sus valores en sangre para controlar nuestra salud. Así, debemos asegurar la disponibilidad de estos vehículos para evitar que testosterona y estrógenos nos causen problemas.

Algunos factores reducen la presencia de SHBG:

- Sobrepeso: propensión a la diabetes, hígado graso, falta de ejercicio y mala alimentación disparan los estrógenos, ya que el exceso de grasa provoca el crecimiento de la aromatasa, la enzima fundamental de su biosíntesis.

• Contaminación: algunos tóxicos tienen una estructura parecida a la de los estrógenos y pueden interferir en el funcionamiento de la SHBG, como por ejemplo plásticos, pesticidas, disolventes u hormonas de engorde animal. Muchos de los productos caseros que utilizamos en casa tienen estos componentes. Sobre todo, hay que vigilar con calentar plásticos que estén en contacto con comida que luego entrará en nuestro cuerpo. También hay que tener cuidado con todos los productos que ponemos en nuestra piel e intentar que estén libres de BPA (bisfenol A) y de parabenos

• Edad: con los años disminuye la SHBG

Otras situaciones impulsarán la fabricación de SHBG en el hígado:

• Hormonas tiroideas. En las analíticas, este valor debe aparecer entre 1 y 2. Si es así, se estimula la creación del transportador, pero si sube a 4, es señal de que no hay una buena eliminación de estrógenos

• Algunos fármacos aumentan la SHBG y dificultan la acción de los estrógenos, como el tamoxifeno, usado para el tratamiento del cáncer de mama; el raloxifeno, usado en la prevención de osteoporosis, o también los medicamentos anticonceptivos

• Mayor práctica de ejercicio físico

• Vitamina D procedente de la exposición solar. Hay que tener en cuenta que el consumo de alcohol disminuye esta vitamina

La dieta favorita de la SHBG

Existe algo que podemos hacer para regular la presencia de estos transportadores en nuestro organismo. Y, cómo no, tiene que ver con nuestra dieta.

Algunos alimentos favorecen la síntesis de SHBG y el control de los estrógenos libres del cuerpo, mientras que otros provocan todo lo contrario. Liberan hormonas sexuales femeninas en nuestro torrente sanguíneo y desencadenan todo tipo de problemas que no deseamos.

Alimentos que hay que evitar:

- Ácido palmítico: abundante en carnes, mantequillas y quesos, aceite de coco y de palma

- Glucosa: presente de forma abusiva en alimentos procesados y fructosa (miel, mermeladas). Los alimentos que producen picos de insulina disminuyen la presencia del transportador y elevan los estrógenos

- Leche de vaca: contiene un exceso de estrógenos. Se puede sustituir por leche de almendras u otra vegetal

- Harinas refinadas presentes en panes, patatas, bollerías, etc. Favorecen la acumulación de grasas y, por lo tanto, la creación de estrógenos

- Cereales con gluten

Alimentos recomendados:

- Fibra: mejor optar por cereales integrales que conservan la cáscara. Esto hará que disfrutemos de todas sus propiedades.

- Vegetales: ricos en flavonoides, un precursor de la SHBG

- Aceite de oliva: impide la actividad de algunas hormonas que inhiben la producción de SHBG

- Nueces y almendras: reducen las hormonas sexuales libres

- Semillas de lino y sésamo y legumbres: ricas en fitoestrógenos, sustancias parecidas a los estrógenos que «ocupan su lugar» en las células diana y disminuyen la actividad de las células sexuales

- Los aguacates también favorecen la actividad de la SHBG

- La soja en sus variantes más saludables, como el miso, la salsa de soja o el tempeh y el kuzu presentan isoflavonas beneficiosas para los receptores de estrógenos

- Desde la medicina y la nutrición integrativa se aconseja a las personas que han pasado un cáncer de mama retirar de su alimentación todos los alimentos con potencial estrogénico, como los que provienen de la soja y los lácteos.

Trucos para combatir el exceso de estrógenos

Además de comer para mantener altos los transportadores, también debemos acudir a otros alimentos fundamentales para bajar los estrógenos.

¡Subamos la progesterona!

Como hemos comentado, la progesterona es su antídoto natural. Un truco muy fácil para saber si la mantenemos en niveles saludables es fijarnos en la duración de nuestros ciclos. Si son cortos, andamos bajas de esta hormona.

Para asegurarnos, una analítica puede confirmar si tenemos el zinc y la vitamina D por los suelos, en cuyo caso sería una situación que, si no lo remediamos, podría acabar en hipotiroidismo. Así las cosas, veamos esos sabrosos alimentos que, ingeridos diariamente, pueden ayudarnos:

- Fenogreco: planta de la familia de las habas. Se puede tomar en infusión o diluir su harina en agua

- Pasiflora o flor de la pasión: planta con propiedades calmantes que se puede infusionar

- Zinc: marisco, legumbres, pipas de calabaza, pasas, nueces

- Vitamina D: pescado azul, quesos, setas shitake, yema de huevo

Cómo acelerar la eliminación de estrógenos

Con algunas pequeñas indicaciones conseguiremos aumentar los componentes que facilitan la expulsión de esta hormona y evitar los alimentos que provocan todo lo contrario.

Alimentos que hay que evitar:

- Carne y derivados lácteos: sus grasas incrementan la síntesis de estrógenos en el hígado

- Vigilar con cereales como el trigo, que pueden provocar enzimas que promueven los estrógenos (mejor, también, sin gluten: arroz, quinoa)

- El exceso de glucosa, como hemos comentado antes, provoca picos de insulina y eleva el nivel hormonal. Conviene evitar los azúcares.

Alimentos recomendados:

- Legumbres, frutos secos, algas espirulina, wakame y nori (vitamina B, que acelera la eliminación de estrógenos)

- Cacao, frutos secos, sésamo (magnesio)

- Cereales integrales, papaya, plátano, piña (treonina, aminoácido que metaboliza las grasas del hígado y frena la síntesis de estrógenos)

- Frutas como mangos, albaricoques, manzanas, peras (lisina, aminoácido que disminuye el colesterol)

- Remolacha y espinacas (betaína, estrógeno natural que ayuda en su equilibrio)

- Espárragos, sandía, aguacates, fresas, tomates, naranjas (glutatión, enzima del hígado que ayuda en la eliminación de estrógenos)

- Brócoli, coliflor, coles de Bruselas, col (contienen un químico que también eleva los niveles de glutatión)

- Cúrcuma, favorece la limpieza hepática

- Crucíferas como rábano, rúcula, col. Son beneficiosas también para la depuración de hormonas y tóxicos, y protección contra el cáncer de mama

- Puerro, cebolla, ajo (flavonoides anticancerígenos)

- Frutas del bosque (resveratrol, fenol que lucha contra las consecuencias cancerígenas de los estrógenos)

- Coco, canela. Ayudan a quemar grasas, lo que quita «combustible» a las hormonas

Además de la dieta sana, es muy importante llevar un estilo de vida saludable. La falta de sueño y el estrés elevan el cortisol, directamente relacionado con las subidas de estrógenos. Así que no lo olvidemos, hay que vivir un día a día sano y tranquilo para conseguir equilibrar las hormonas del cuerpo.

Un día sin estrógenos

Quizás pueda parecer complicado utilizar estos alimentos para equilibrar la presencia de hormonas en el cuerpo, pero es muy sencillo. Con unas pocas ideas podemos conseguir un buen puñado de beneficios que, en poco tiempo, ya empezaremos a notar.

Desayuno

Evitar la leche. Mejor optar por una bebida vegetal.

Los cereales, sin gluten.

Frutos rojos y semillas ayudarán aliñar la primera comida del día.

¿Y el toque final? Canela.

Comida

Una buena opción para un buen banquete energético pero sano está en la combinación de legumbres o cereales sin gluten con verduras: las combinaciones son infinitas. Seguidamente podemos ver unas cuantas.

- Ensalada de judías blancas, tomate y perejil

- Ensalada de arroz integral con aguacate y endivias

- Lentejas con rúcula, zanahoria y granada

Cena

Para una comida ligera se puede optar por el pescado, un alimento fundamental en la dieta baja de estrógenos:

- Boquerón escabechado con limón (cubrimos el pescado con aceite y zumo de dos limones en una sartén, cinco minutos a fuego lento y lo aliñamos con romero o menta o lo que nos apetezca)

- Langostinos marinados en brocheta (aceite, perejil, tomillo, piel de lima, cilantro, jengibre, comino y pimienta negra; sumérgelos en esta vinagreta tres horas antes de pasarlos por la plancha)

6

La inflamación y el dolor. Más allá del ibuprofeno

Vivimos en la sociedad de la rapidez. Desde pequeños nos han acostumbrado a que, si nos duele algo, debemos tomar una pastilla y listo. La mayoría de las veces, si sentimos dolor, ni tan siquiera acudimos a un especialista. Nos automedicamos.

Como mucho le preguntamos al farmacéutico, pero sus recomendaciones no variarán mucho el resultado. Venimos a lo que venimos. Queremos nuestra píldora y ya está.

Seguro que a todos nos suena, pues es lo que hace la mayoría. Si sentimos hinchazón y molestias en cualquier parte de nuestro organismo, lo que queremos es terminar con ello de un modo veloz, sin reparar en lo que nos está queriendo decir nuestro cuerpo.

Y, de hecho, si hacemos el esfuerzo de ir al médico no encontraremos muchas diferencias en la forma de enfocar el problema. La medicina, en la mayoría de los casos en que no se trata de enfermedades muy graves, trabaja para paliar los síntomas y que el paciente pueda seguir con su vida como si tal cosa.

¿Como si tal cosa? No, por supuesto que no. El trastorno que nos provoca ese dolor sigue estando en nuestro interior y, de un modo u otro, se volverá a manifestar, por lo que entraremos en una cadena infinita de toma de medicación para invisibilizar el problema.

El peligro de la hinchazón crónica

Un simple golpe en el pie, molestias estomacales o la picadura de un insecto parecen tres ataques a nuestro cuerpo muy distintos, pero tienen algo en común: la hinchazón. Frente a esta amenaza nuestro organismo pone en marcha sus defensas, lo que provoca un aumento de volumen de nuestros tejidos.

Simple, ¿verdad? Pues bien, este tipo de hinchazones recurrentes pueden volverse crónicas y desembocar en dolencias gravísimas como el alzhéimer o el cáncer de colon. Para disuadir cualquier duda, veamos lo que se expone a continuación.

Vayamos por partes. El mismo mecanismo de defensa, la inflamación, responde a alguno de los retos para nuestro organismo que acabamos de nombrar. Virus, bacterias... los peligros que nos acechan son múltiples y el cuerpo reacciona ante ellos.

La inflamación empieza ante una amenaza. Un corte en el dedo, por ejemplo. Ante la posibilidad de que alguna bacteria penetre en el cuerpo, las células encargadas de la respuesta inmunológica liberan histamina, que convierte los capilares sanguíneos de la zona afectada en más permeables y permite la llegada de mayor cantidad de plasma, cargado de células inmunológicas, para combatir la posible infección.

Así actúa la curación y, generalmente, se trata de una situación pasajera. Pasada la amenaza, nuestro cuerpo vuelve a la normalidad. ¿Cómo es posible, entonces, que este proceso sea perjudicial para nuestro organismo? De un modo u otro, hay unas circunstancias que hacen que la inflamación persista.

Y si esto sucede, los problemas pueden empezar a afectarnos de verdad.

Esta congestión afecta tanto al equilibrio del colesterol en sangre, provocando problemas coronarios, como a la proliferación de células malignas, lo que puede desembocar en un cáncer. Hasta el alzhéimer se relaciona con ella, ya que afecta a las células cerebrales, pudiendo favorecer esta enfermedad. Alergias, reuma y otras dolencias podrían tener su origen también en esta inflamación.

El caso de la diabetes

Antes de que se descubriera la insulina —la hormona que permite gestionar el aporte necesario de glucosa para nuestro organismo—, la diabetes era tratada con una medicación llamada salicilato, un antiinflamatorio que conseguía reducir el azúcar pero con efectos colaterales indeseados: dolores de cabeza o mareos era lo que el paciente debía sufrir.

Hoy en día, la medicina ha evolucionado y la diabetes se enfoca desde un ángulo muy distinto: estimulando la producción de insulina y tratando de que el cuerpo utilice esta hormona de modo correcto.

La ciencia muchas veces se beneficia de descubrimientos que surgen de casualidades. Este es uno de ellos. Aunque el tratamiento de la diabetes con antiinflamatorios era agresivo y tenía graves consecuencias para los pacientes, reveló una conexión muy interesante: la relación entre la insulina, la inflamación y las grasas.

Las células lipídicas de nuestro organismo, igual que las que actúan en nuestro sistema inmunitario, tienen un papel en los procesos inflamatorios. Quizás lo hayamos notado al ganar peso. El aumento de grasa conlleva también hinchazón. Lo que en términos técnicos significa que las células lipídicas ponen en marcha las citoquinas, las proteínas encargadas de la respuesta inflamatoria del organismo.

Aunque suelen actuar asociadas al sistema inmunitario, entrando en acción frente a alguna amenaza para nuestro cuerpo, estas células también aparecen con el consumo de grasas. Así que ahora ya sabemos que en las temporadas en las que «nos sentimos hinchados» no son solo imaginaciones nuestras. También la dieta con un abuso de grasas puede colaborar en ello.

Esta relación entre grasas e inflamación está conectada con la diabetes ya que las personas que la sufren son también menos eficientes en el uso de la insulina. Un mayor control en estos procesos inflamatorios nos ayudaría a hacer frente a la diabetes.

Cuando el cuerpo lucha contra sí mismo

La hinchazón también cumple su papel en una de las enfermedades más graves de nuestro tiempo: el cáncer. A mayor inflamación, mayor probabilidad de que las células normales se conviertan en malignas.

Y es que los procesos inflamatorios no vienen solos. Uno de los daños colaterales que provocan en nuestro cuerpo es la liberación de radicales libres de oxígeno, moléculas altamente inestables que pueden provocar un gran daño en el ADN de nuestros tejidos.

Esto puede llevar a mutaciones genéticas, que sigan creciendo y se conviertan en un enemigo en tu propia casa. El sistema inmunitario, entonces, creerá encontrarse frente a una amenaza a la que combatir y, al incrementar la inflamación para hacerle frente, provocará exactamente lo contrario: alimentará las células malignas, y eso puede traer nefastas consecuencias como el cáncer.

Un proceso similar es el que ocurre con otra enfermedad muy extendida en las sociedades modernas: el alzhéimer. Al irse desarrollando, esta dolencia conlleva una hinchazón de las células cerebrales. ¿Qué han hecho los médicos? Contener la inflamación de estas células para controlar el avance de los síntomas sobre las funciones cognitivas.

Igual que en el caso del cáncer, la reacción del cuerpo provoca un empeoramiento de la hinchazón y, por lo tanto, el agravamiento de la enfermedad. Las células gliales, encargadas de funciones estructurales o de apoyo en el cerebro, al percibir el aumento de volumen de las neuronas causado por el alzhéimer, desencadenan el proceso inflamatorio para combatir la dolencia y devolver el cerebro a su estado normal. Lo que no saben es que, con este proceso, consiguen exactamente lo contrario: alimentar la dolencia a la que pretendían combatir.

El caso del cáncer o el alzhéimer no son más que dos ejemplos de reacciones naturales de nuestro organismo que acaban empeorando nuestro estado.

Es exactamente lo que sucede con las llamadas enfermedades autoinmunes. Lupus, esclerosis múltiple, artritis reumatoide... Todas ellas tienen en común una cosa: la inflamación crónica y la lucha ciega del organismo contra ella, lo que acaba dañando células y tejidos.

Especialistas de distintas disciplinas —oncólogos, cardiólogos o traumatólogos— ya están intentando probar antiinflamatorios para tratar estas enfermedades y quizás consigan afrontar estas amenazas de un modo mucho más consistente. Pero, ¿y si se pudieran evitar? ¿Existe algún modo de luchar contra esta inflamación crónica?

El papel fundamental de la histamina

La histamina es un neurotransmisor que participa en la respuesta inmune del cuerpo. Cuando algún elemento extraño ataca al cuerpo, los leucocitos, nuestras defensas, y los mastocitos, que contribuyen a curar nuestras heridas, empiezan a liberar histamina para combatir los patógenos.

Es entonces cuando empieza la actuación fundamental de esta hormona, haciendo que los capilares sanguíneos sean más permeables y puedan así llegar las defensas del cuerpo con mayor rapidez. Es decir: provoca la inflamación que, *a priori*, debería sanarnos.

Como hemos visto, existen muchos casos en los que no es así. El cuerpo actúa contra sí mismo y puede estar en el origen de enfermedades muy graves si este proceso se cronifica.

Dolencias dispares, tanto si son leves —la diarrea, las contracturas o la migraña— como si ya han ganado en intensidad —la artrosis o la fibromialgia—, conllevan hinchazón y pueden provocar un deterioro progresivo del cuerpo que termina en enfermedades graves.

Así pues, controlar la histamina puede suponer la clave para cuidar nuestro organismo. Y ahí es donde se encuentra la solución. ¿De dónde surge la histamina? ¿Podemos regularla? La respuesta está en la alimentación. Depende de qué comamos favoreceremos este tipo de procesos y con otro tipo de dieta mantendremos bajo control la histamina y los elementos perjudiciales que esta potencia.

Así que, si notamos aumento de volumen en nuestro cuerpo, incomodidad y dolor, no está de menos que, en vez de tomar un ibuprofeno, nos planteemos lo que podemos hacer. Está en nuestras manos.

Prevenir con alimentos

Para empezar, debemos saber que algunos alimentos provocan el cese de la actividad de la histamina.

Son los ALIMENTOS QUE LUCHAN CONTRA LA INFLA-MACIÓN:

- Omega-3: pescado azul, algas, nueces

- Hierbas aromáticas: tomillo, romero, albahaca, menta, orégano, cilantro

- Hígado de pollo y ternera

- Tofu, miso

- Coliflor, col fermentada, habas

- Aguacate, pasas, ciruelas rojas

¡Cuidado! Existen también ALIMENTOS QUE FAVORE-CEN LA INFLAMACIÓN:

- Leche de vaca y lácteos

- Huevo y carnes

- Bollería

- Azúcar refinado

- Aceites de girasol, soja o cacahuete

No solo la alimentación es beneficiosa para luchar contra la inflamación. Unos hábitos saludables que incluyan una vida sin estrés, practicar deporte y alejar el tabaco y el exceso de medicamentos también son necesarios. Para usar los fármacos hay que recurrir siempre a un especialista, que nos puede guiar, también, por alternativas como la fitoterapia.

El tratamiento del dolor y la inflamación con plantas es posible, aunque hay que tener en cuenta que no siempre puede combinarse con el uso de medicamentos. Aunque muchos crean lo contrario, por muy baja que sea su carga, se trata de sustancias que pueden interaccionar con los medicamentos, por lo que siempre debemos guiarnos por el asesoramiento de un experto.

- Cúrcuma: hierba tropical utilizada en la India como condimento de platos como el curry, que contiene un potente antiinflamatorio llamado curcumina

- Jengibre: raíz que, además, combate dolencias del aparato digestivo como las náuseas

- Cayena: pimiento rico en capsaicina, una sustancia indicada contra el dolor

- Harpagofito: hierba africana muy apropiada para los dolores articulares

- Ortiga: hierba utilizada contra la artritis

- Uña de gato: hierba que potencia el sistema inmunitario

7

La montaña rusa de la insulina

Vivimos en la sociedad de la opulencia y, aunque parezca extraño, una de las mayores causas de muerte entre nosotros es precisamente esto, el exceso de comida y el sedentarismo. Esto ha provocado que un grupo de enfermedades sean casi exclusivas de los países occidentales y que todas estén relacionadas con la insulina.

La primera de ellas es la diabetes, una enfermedad crónica que se caracteriza por el exceso de glucosa en sangre y que está asociada a un estilo de vida sedentario y a una dieta basada en azúcares y grasas. También está la obesidad, la acumulación de grasa, que significa un factor de riesgo cardiovascular enorme, la oxidación prematura de nuestro cuerpo y una constante inflamación subclínica que afecta a todos los sistemas de nuestro organismo.

Por otro lado, existe también la llamada *hiperlipemia* o exceso de grasa circulando en sangre. Esto provoca que se puedan pegar a la pared de las arterias y desembocar en ateroesclerosis —la última de este cuarteto de enfermedades—, y crecer hasta llegar a desencadenar un infarto, si el vaso sanguíneo está cerca del corazón, o un ictus si está en cualquier otro lugar. Junto a ellas encontramos también la hipertensión, que es el indicador de que nuestro cuerpo se encuentra en zona de riesgo y puede incrementar las probabilidades de aparición de esas dolencias.

Estas cuatro enfermedades no trabajan solas, sino que están asociadas. Si padecemos una de ellas y no le ponemos remedio, es muy probable que acabemos desarrollando alguna de las otras. Su relación es tan estrecha que los médicos se refieren a ellas como una sola: el síndrome metabólico. Asimismo, están relacionadas por una característica común: la resistencia a la insulina.

Qué es la insulina

La insulina es una hormona sintetizada en el páncreas que tiene la función de permitir la asimilación de los nutrientes que ingerimos con la alimentación, principalmente de los azúcares o hidratos de carbono. Desde el pan o la pasta hasta dulces, frutas o verduras. Cuando los digerimos obtenemos glucosa para nuestro organismo.

Así que, al comer, aumenta el azúcar en sangre y, por consiguiente, se vierte insulina para velar que las células absorban la glucosa. Luego, los niveles de glucosa y de insulina disminuyen entre horas. Dicho de otro modo, la insulina es la encargada de regular el metabolismo de la glucosa. En cierto modo, es la que tiene la llave de entrada a las células y permite la entrada de la glucosa indispensable para muchas reacciones metabólicas.

En la diabetes, se eliminan las células que producen insulina y, en consecuencia, no hay manera de que la glucosa penetre en las células. Esta permanece en la sangre y provoca hiperglucemia hasta que el enfermo se inyecta insulina intravenosa. En otro tipo de diabetes, la de tipo 2, que se desarrolla en adultos, sí que existe insulina, pero su llave de entrada no funciona. Se produce lo que se llama resistencia a la insulina y la glucosa no entra con suficiente rapidez. Esto deriva en todas las enfermedades que hemos explicado anteriormente.

El círculo vicioso de la insulina

Las personas que son resistentes a la insulina no pueden evitar que su cuerpo entre en una situación de la cual es muy difícil salir. La insulina no consigue abrir la llave que permite a la glucosa entrar en las células, por lo tanto el organismo no puede metabolizar este azúcar, que se queda en la sangre y eleva su concentración. El páncreas lo detecta y llena el cuerpo de demasiada insulina.

Al cabo del tiempo el páncreas termina literalmente agotado y puede dejar de fabricar esta hormona tan necesaria. Es cuando la persona insulinorresistente se convierte en un diabético que depende de su inyección de insulina para sobrevivir.

Además, el exceso permanente de insulina en la sangre favorece el desarrollo de las enfermedades de las que hemos hablado anteriormente, ya que incrementa la presión arterial, lo que favorece las dolencias cardiovasculares. Una auténtica bomba de relojería.

¿Me puede suceder a mí?

Llegados a este punto, deberíamos preguntarnos qué podemos hacer para evitar estas complicaciones derivadas de algo tan básico como es la metabolización de los azúcares. Para empezar, todas estas enfermedades están muy relacionadas con nuestros genes. Si nuestro abuelo y nuestro padre han tenido sobrepeso, la tensión alta y su médico les ha dado un ultimátum para que dejen de hartarse de embutidos, es probable que tengamos más posibilidades de desarrollar resistencia a la insulina y sus enfermedades derivadas.

Pero este factor no es excusa para resignarse y culpar a nuestra herencia. Existen también las circunstancias en las que vivimos, que pueden significar la clave para que desarrollemos o no esta alteración. Si pasamos más tiempo en el sofá que en la calle, nuestro trabajo nos provoca estrés y nos gusta comer bollería industrial todas las mañanas, estamos acumulando números para que el día de mañana nos surjan problemas con la absorción de los azúcares.

Aunque llevemos en nuestros genes la predisposición para desarrollar esta patología, eso no quiere decir que vayamos a hacerlo. Eso sucede en otros aspectos de la vida en los que nuestras acciones pueden determinar su desenlace.

Por ejemplo, imagina un tipo de raza de perro que se ha determinado como agresiva. Eso no quiere decir que, si nosotros damos una buena educación al animal, con cariño y amor, este no sea el perro más dócil del mundo, y seguro que conocéis muchos casos así.

Con los genes ocurre lo mismo. Que lo llevemos en el genoma (en nuestros genes) no significa que lo vayamos a expresar. Si nos cuidamos y llevamos unos hábitos de vida correctos no tenemos por qué tener ningún problema.

La predisposición genética de cada uno será casi tan solo una anécdota. Será nuestro estilo de vida y todos su factores ambientales asociados los que determinarán que desarrollemos el cuarteto de la muerte: diabetes, obesidad, hiperlipemia o infarto e ictus.

Qué debemos hacer

La expresión de nuestros genes está influenciada por la vida que llevamos. Así que podría afirmarse que nuestra carga hereditaria no es un factor determinante. Lo importante es lo que cada uno haga. Ejercicio físico, por ejemplo. La Organización Mundial de la Salud (OMS) recomienda realizar al menos un mínimo de 150 minutos semanales de actividad física moderada, además de ejercicios de fuerza y de relajación, meditación o desestrés. Tan solo dos horas y media de paseos, bicicleta o lo que se nos ocurra pueden salvarnos la vida.

Debemos evitar los tóxicos, por supuesto, y eso incluye acabar, a toda costa, con el persistente vicio de fumar. El humo de los cigarrillos es extremadamente dañino para la salud, prácticamente como si estuviéramos amorrados a un tubo de escape, así que dejarlo supondría un problema menos.

Aparte, debemos comer mejor. En pocas palabras: se acabaron tanto la bollería industrial y los snacks como las patatas fritas. Hay que sustituirlos por rebanadas de pan y por frutos secos. Esta recomendación no es ningún instrumento de tortura o castigo. La dieta moderna se basa en el consumo de alimentos hipercalóricos con pocos nutrientes y la masiva comercialización de snacks salados, azucarados y grasos.

Además, la causa principal de estas dolencias es el incremento exponencial del consumo de grasas animales y el abandono de alimentos ricos en nutrientes como frutas, hortalizas y legumbres.

Así pues, las recomendaciones para llevar una dieta saludable son claras:

- Incrementar el consumo de frutas y hortalizas

- Aumentar la presencia en nuestra dieta de legumbres, cereales integrales y frutos secos naturales

- Reducir la ingesta total de grasas: elegir carnes magras y productos lácteos pobres en grasas

- Reducir el consumo de grasas saturadas (carnes, embutidos, leche, queso) y de ácidos grasos tipo trans, grasas líquidas que por un proceso industrial se transforman en sólidas, como pastelería, alimentos fritos, etc.

- Consumir grasas sin saturar: aceite de oliva, pescados, frutos secos

- Disminuir el consumo de azúcares libres: azúcares refinados que se añaden a refrescos, golosinas, kétchup, etc. Reducir el consumo de sal y elegir sal integral

Aunque la nutrición y el deporte sean dos de los factores más conocidos que afectan a la salud, nuestro equilibrio emocional no es menos importante. Se trata de una parte de nuestra vida compleja en la que inciden diversos factores. Tal como afirma la OMS, «la salud es un estado de bienestar físico, mental y social completo, y no meramente la ausencia de mal o enfermedad».

Estamos hablando, entonces, de la calidad de vida. Un aspecto que tiene que ver con una actitud mental positiva en nuestro día a día y una de las armas más potentes para gozar de buena salud. Las relaciones sociales con aquellos que nos rodean son importantísimas para nuestro bienestar emocional. Establecer relaciones de confianza estables con otras personas es el mejor antídoto contra la depresión.

Además, estar informados de cómo cuidar nuestra salud ayudará a que tengamos una actitud mejor en nuestros hábitos. Pensemos que para evitar ser resistentes a la insulina tendremos que luchar contra el estilo de vida de las sociedades occidentales donde hemos crecido. Es como si el entorno fuera en contra de nuestro diseño evolutivo. Pasamos el día sentados en la oficina, aunque nuestro organismo está pensado para moverse, y lo mismo pasa con la dieta. El exceso de azúcares está presente por todas partes.

Si queremos cuidar nuestro cuerpo deberemos esforzarnos hasta conseguir llevar un estilo de vida saludable, y al final lo conseguiremos casi sin darnos cuenta.

8

La tiroides: el acelerador y freno de nuestro cuerpo

En un libro sobre hormonas no podía faltar el espacio dedicado a la glándula tiroides: el inicio y final del sistema hormonal de nuestro organismo. Esta representa una de las protagonistas en el complejo entramado de neurotransmisores y sus compañeras, las células diana, que, repartidas por todo el cuerpo, cumplen infinidad de funciones esenciales para la vida.

Es por ello que es tan importante, y es por ello, también, que cualquier mínimo desajuste que se produce en esta tiene efectos muy variados que pueden suponer un considerable trastorno para todos nosotros. Su fama se debe también a este hecho. Seguro que todos hemos oído hablar de personas que se tienen que operar de la tiroides o que tienen problemas con este aparato y sus múltiples interacciones.

¿Aun así, qué es exactamente la tiroides? La mayoría no lo sabe. Se ofrecen informaciones sesgadas o verdades a medias... Pero siempre con un respeto que la eleva casi a la categoría de mito. No obstante, no lo es.

La glándula tiroidea es un órgano situado en la parte inferior de la nuez del cuello que se encarga de regular el metabolismo de nuestro organismo. Por eso es tan importante. Es, como reza este capítulo, el acelerador y el freno de nuestro cuerpo. Además, y lo que es más importante, regula nuestra sensibilidad a las distintas hormonas y, por otro lado, puede inducir a nuestros genes a producir determinadas proteínas.

Un sistema que regula el cuerpo

La tiroides no está sola. Funciona dentro de un circuito por donde circulan las hormonas que son llamadas a ejercer su función. Es el que podríamos llamar eje endocrino. En el inicio del funcionamiento de este sistema está el hipotálamo, la parte del cerebro que regula el sistema nervioso. Este órgano segregará hormonas que llegarán a la hipófisis, una glándula situada en la base cerebral que con la llegada de los neurotransmisores estimula, a su vez, más hormonas que liberará en la sangre.

Es entonces cuando las hormonas llegarán por los conductos sanguíneos a la tiroides, que responderá a las exigencias del cerebro segregando hormonas tiroideas, que informarán a nuestra cabeza del estado general del sistema nervioso periférico y este se adaptará a nuestras necesidades inmediatas.

Receptores repartidos por todo el cuerpo

Si hemos oído hablar tanto de la tiroides es porque afecta a todas nuestras actividades biológicas. Para todas aquellas personas que lo pongan en duda, existe una manera muy simple de demostrarlo: sus receptores, que se encuentran en cada uno de los rincones de nuestro organismo.

Para entendernos, se podría decir que las hormonas tiroideas son las encargadas de asegurar el control de calidad de nuestro cuerpo. En términos técnicos se dice que incrementan tanto la cantidad como la calidad de los procesos físicos y químicos que tienen lugar en nuestro interior.

Dicho así, parece una cuestión muy abstracta, que solo tiene lugar a nivel celular, pero es mucho más que eso. Si hablamos de que afectan a la frecuencia de los latidos de nuestro corazón, a la efectividad de nuestro estómago para digerir los alimentos o al nivel de energía de que dispondremos en un día determinado, quizás empezaremos a vislumbrar que estas hormonas son fundamentales para nosotros.

Si se produce algún desajuste en el sistema de la glándula tiroidea, son muchas las funciones que pueden verse afectadas. Por ejemplo, una actividad de este mecanismo al azar: la producción de glóbulos rojos. Si eso dejara de funcionar, no llegaría oxígeno a nuestros tejidos. Entre la multitud de fallos que esto provocaría, estaría la actividad muscular, dificultando, así, la movilidad.

Así que, si queremos cerciorarnos de si nuestras hormonas tiroideas están del todo en su sitio o no, no hay mejor fórmula que escuchar al propio cuerpo. Si nos encontramos cansados, tristes y no conseguimos vencer a la báscula es muy posible que nos encontremos «bajos de tiroides».

El temido hipotiroidismo

Estos síntomas son solo algunos de los muchos que pueden indicar la falta de la hormona tiroidea. En general, suele decirse que, ante este problema, el cuerpo «suele ir más lento». Así que cuando hablábamos de freno de nuestro cuerpo, era en su sentido más literal. Algunas de estas señales de «falta de ritmo» se traducen en:

• Agotamiento general

• Tristeza

• Dificultad para bajar de peso

• Sequedad en la piel

• Uñas quebradizas

• Pérdida de pelo

• Hinchazón, retención de líquidos

• Hormigueos en las extremidades

• Problemas de infertilidad

• Bocio: inflamación de la glándula tiroidea

Los casos del llamado hipotiroidismo son más habituales en mujeres que en hombres. Si queremos confirmar, además, la veracidad de nuestras sospechas, deberíamos hacernos una analítica. Algunos datos como el incremento del colesterol acompañan a este desorden de la tiroides y pueden ser indicadores de que es necesario tomar medidas, además de permitir diferenciarlo de otras dolencias como la fibromialgia.

En algunos casos, todos estos síntomas pueden agravarse y terminar atacando con virulencia la glándula tiroidea. Estamos ante un caso poco frecuente: la llamada enfermedad de Hashimoto, una enfermedad autoinmune en la que el propio cuerpo ataca a esta glándula, pudiendo causar su destrucción. Su tratamiento, igual que el del hipotiroidismo, consiste en reemplazar la hormona tiroidea por levotiroxina sódica, una forma sintética de hormona tiroidea que «engaña» al organismo y solventa sus complicaciones.

Triyodotironina (T$_3$) inversa o reversa

La tiroides produce varias hormonas. Las dos más importantes son la tiroxina (T$_4$) y la hormona activa triyodotironina (T$_3$). La T$_4$ es una hormona de reserva y siempre debe convertirse en T$_3$. La tiroides produce al mismo tiempo ambas, pero produce más cantidad de T$_4$, que se va convirtiendo a T$_3$ libre a medida que el organismo la va necesitando.

No obstante, hay otra hormona de la que se habla muy poco, y esta es la T$_3$ reversa (rT$_3$) o T$_3$ inversa (RT$_3$), la cual es una hormona inactiva, exactamente opuesta a la T$_3$ libre, y también es producida a partir de la T$_4$. Sin embargo, esta produce falta de energía y en general hipotiroidismo y todos sus síntomas.

Se dice que de toda la cantidad que la tiroides produce de la T$_4$, un 60 % o más de esta se convierte en T$_3$ y un 20 % o menos se convierte en T$_3$ reversa —el resto se convierte en otras hormonas, como T$_2$, T$_1$, etc. Pero en ciertas situaciones cuando el organismo necesita con-

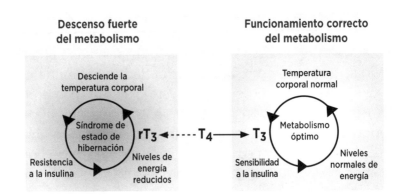

Fuente http://drcate.com

servar energía, como en casos de estrés físico, biológico o emocional, este porcentaje puede aumentar a más del 50 %, lo que hace que la RT_3 produzca un bloqueo de los receptores de las células para recibir la T_3 libre, ocasionando hipotiroidismo aunque aparezcan normales los análisis de sangre. Por esto es sumamente importante entender que las hormonas tiroideas no se utilizan en la sangre, sino que se utilizan dentro de las células.

De la sangre las hormonas necesitan entrar en las células para que cumplan su función. Solo hay tecnología para medir las hormonas en la sangre (extracelular), pero la T_3 libre debe entrar de la sangre a las células para que el organismo las utilice y no hay manera de medir esto (intracelular), excepto indirectamente midiendo la T_3 reversa y calculando un ratio T_3 libre / RT_3 o T_3 total / RT_3. No importa cuánta hormona tengas en la sangre, si esta no entra en la célula, de nada sirve: seguimos teniendo hipotiroidismo y es crítico que los médicos tengan esto en cuenta para un tratamiento de tiroides.

Ejemplo de situaciones en que el organismo puede crear RT_3:

- Exceso de T_4 sintética (levotiroxina, etc.)
- Diabetes, resistencia a la insulina, hipoglucemia
- Problemas con el hígado, hígado graso, etc.
- Alcohol
- Cigarrillos
- Envejecimiento
- Ciertas drogas como betabloqueadores
- Tomar muchas aspirinas
- Anticonceptivos y píldoras del día siguiente
- Esteroides anabólicos (que usan ciertos deportistas)
- Tomar antidepresivos
- Entrar en contacto con pesticidas o respirarlos
- Productos de soja
- Flúor
- Fatiga de adrenales, hidrocortisona, cortisol alto o muy bajo, etc.
- Una enfermedad crónica
- Después de una cirugía
- Un accidente
- Estrés crónico
- Divorcio o muerte de un ser querido
- Pasar hambre o frío

Estas seis últimas ocasionan que la hormona del estrés (cortisol) se eleve, y ese cortisol elevado impide la activación o conversión de la hormona de tiroides T_4 a T_3. El cortisol elevado o la inflamación bajan los niveles de la hormona estimulante de la tiroides (TSH), por esto medir esta sola hormona no es suficiente como guía para el diagnóstico o el tratamiento.

La deficiencia de ciertos nutrientes también afecta la conversión de T_4 a T_3:

- Yodo
- Hierro (ya sea bajo o muy alto)
- Selenio
- Zinc
- Vitamina A
- Vitaminas B_2, B_6 y B_{12}

Algunos doctores también creen que los anticuerpos tiroideos positivos influyen mucho en una mala conversión. Para más información, ver estudios médicos sobre el tema: *Metabolismo de las hormones tiroideas* http://www.ncbi.nlm.nih.gov/pubmed/412452.

Valores normales de T_3 reversa**

- Adultos:
- 0,11-0,32 ng/ml o 11-32,2 ng/dL,
- o 90-330 pg/ml, o 0,12-0,52 nmol/L

Estos valores son demasiado amplios y pueden mostrar los exámenes normales o dentro del rango, y el paciente aún tiene síntomas de hipotiroidismo, por lo cual los médicos que conocen del tema buscan una relación porcentual (o ratio). Entre la T_3 libre y la RT_3, esta debe ser del 20 % o más, y si es menor indica un problema con la T_3 reversa (el ratio T_3 total / RT_3 debe ser del 10 % o más).

** Cuando los valores de esta T_3 reversa están por encima de 200 pg/ml (o arriba de 20 ng/dl), que es el término medio del rango (aun cuando supuestamente se encuentra muy dentro del rango), entonces se sabe que hay problemas de T_3 reversa (rT_3) o «Resistencia a hormona tiroideas» (Thyroid Hormone Resistance).

El problema del yodo

Algunos problemas con la tiroides derivan de una sustancia muy concreta: el yodo. Y eso nos lleva a conocer a fondo cómo está constituida la tiroides. Las células que la forman se organizan en círculos llamados folículos, lugar donde se fabrican las hormonas tiroideas.

Estos se unen entre ellos a través de nuestro tejido conjuntivo, por donde circulan, también, el sistema nervioso y el sanguíneo. Por ahí es donde a los folículos les llegan las sustancias necesarias para producir más hormonas. Calcio, por ejemplo, y también el yodo, un mineral que resulta fundamental para explicar el hipotiroidismo. La cantidad de esta sustancia que una persona adulta debe consumir diariamente es de 150-300 mg. La misma glándula almacenará esta sustancia cuando la ingiramos para poder utilizarla en caso de que falte. Pero es muy corriente tener demasiado poco yodo en nuestro organismo, así que debemos prestarle atención. Es mejor ingerir aquellos alimentos que lo contienen y ahorrarse problemas.

Las algas y el marisco son los reyes del yodo. En caso de embarazo, por ejemplo, los médicos suelen recomendar también el uso de sal yodada por precaución. Esto se debe a que, en los primeros seis meses de embarazo, el feto no es capaz de sintetizar la hormona tiroidea, pues la tendrá que obtener de la madre, quien deberá aumentar su consumo.

En caso de que el feto no pudiera obtener esta sustancia en cantidad suficiente, aumentarían, peligrosamente, las posibilidades de sufrir un aborto. Además, el feto podría padecer daños en su cerebro y dificultar así sus progresos cognitivos.

Pero no solo las embarazadas deben vigilar su cantidad de yodo. Las personas en general, si bajamos demasiado la presencia de este elemento, podemos arriesgarnos a soportar, como hemos visto antes, numerosas dolencias. Y no todo es cuestión de comer los alimentos que contienen yodo, ya que su escasez puede venir dada por otros motivos.

Algunas sustancias, entre sus propiedades, cuentan con la de inhibir la absorción del yodo. Por lo que, aunque nos alimentemos de yodo abundantemente, puede ser que no cubramos las necesidades de nuestro organismo.

Entre estos motivos está el consumo de tabaco (un motivo más para dejarlo, si no lo hemos hecho ya), de los percloratos (sustancia presente en la contaminación pero también de forma natural en el ambiente) y también de determinados alimentos como la soja.

Energía para nuestra cabeza

El yodo es un componente indispensable para el buen funcionamiento de nuestro cerebro. Las unidades que transmiten los impulsos nerviosos en su interior, las neuronas, están recubiertas de una membrana que contiene ácidos grasos como el araquidónico (omega-6) y de un tipo de omega-3, el DHA, que deben protegerse, ya que cumplen funciones esenciales para transmitir los impulsos nerviosos.

Gracias a sus propiedades antioxidantes, el yodo aporta consistencia a estos ácidos grasos ya que evita que se oxiden. De esta manera, la presencia de yodo protege las neuronas. Esto tiene una importancia capital, pues sin un buen funcionamiento de las neuronas nuestro cerebro no puede funcionar correctamente. Así que, en parte, la energía para pensar proviene del yodo.

Es así. Nuestra capacidad mental tiene un origen químico. Una persona con un alto coeficiente intelectual pero con deficiencia de esta sustancia no podría desarrollar sus capacidades cognitivas.

Al yodo se le han encontrado tantos aspectos positivos que hasta hay colectivos que promueven su consumo como una solución para las enfermedades del mundo. Aunque esto no está probado científicamente —y parece tratarse de una exageración—, sí que es cierto que se trata de un elemento que nos favorece en numerosos aspectos.

• Reduce la incidencia de los cánceres de mama, estómago y próstata

• Tiene propiedades antibacterianas

• Combate las infecciones respiratorias

El yodo también puede ser peligroso

El yodo es indispensable en la síntesis de hormonas tiroideas. Pero no es el único. Hace falta también una proteína llamada tiroglobulina, que, junto a este, serán los precursores para la hormona. Pero esto no es todo, ya que necesitamos un empujón que desencadene la reacción, una enzima que ayude a su unión. Pero el cuerpo es muy complejo y esta enzima necesitará un radical libre para favorecer el acoplamiento entre el yodo y su proteína.

Un radical libre es un elemento que el cuerpo usa en sus reacciones químicas, muy inestable, y que en exceso puede ser muy perjudicial para nosotros.

Pues bien, para desencadenar la creación de hormonas tiroideas, el aporte de radicales libres tiene que ser bastante elevado y, si no se controla, estos radicales libres pueden favorecer el estrés oxidativo y dañar la glándula tiroides. Y lo hace afectando al ADN de sus células y, al provocar mutaciones, desemboca en diferentes patologías autoinmunes, inflamatorias o cancerígenas.

Para neutralizar los radicales libres, el cuerpo acude al antioxidante más eficaz del cuerpo: el glutatión, un grupo de tres aminoácidos que convertirá una amenaza para el cuerpo en agua. Así de simple. Pero para provocar esta reacción que desactivará el radical hace falta, otra vez, un catalizador, una enzima.

Ahí es donde entra en juego el selenio, ya que la enzima es un derivado de este oligoelemento. Sin selenio, no existiría tal reacción y el peligro de los radicales libres sería tan elevado que convertiría el yodo en una sustancia tóxica para nuestro organismo. Así es el complejo juego del cuerpo.

El selenio

Por supuesto, además de preocuparte de tus niveles de yodo, debes atender la pequeña cantidad que necesitas de selenio, aunque poca: alrededor de 120 miligramos por litro de sangre son suficientes.

Dónde puede encontrarse:

- Nueces de Brasil

- Pescado: atún, bacalao

- Crustáceos

- Cereales integrales

- Carne: vaca, pavo, pollo

Hay que tener cuidado con la cantidad de selenio que se consume ya que, en cantidades elevadas, puede ser perjudicial. Con las nueces de Brasil, por ejemplo, no hay que abusar, ya que contiene decenas de veces el selenio diario recomendado.

Su abuso puede provocar selenosis, la interferencia de la síntesis de algunas proteínas que desemboca en la pérdida de pelo y uñas, caída de dientes o lesiones cutáneas.

Hay que ingerirlo en pequeñas cantidades ya que, así, resulta un oligoelemento muy beneficioso. Además de controlar el crecimiento de radicales libres, el selenio participa en la regulación del sistema inmunitario. Los glóbulos blancos forman parte del sistema inmunológico del organismo, y son los encargados de destruir patógenos, virus, bacterias, así como sustancias tóxicas. Para trabajar necesitan, además, de otros elementos como la vitamina C o el selenio. Si no aportamos en la dieta dichos nutrientes, los glóbulos blancos no pueden realizar su trabajo.

El papel del hierro

En el proceso de creación de hormonas tiroideas también participa otra sustancia: el hierro. La enzima que desencadena la unión entre el yodo y la proteína contiene este mineral y, si andamos justos, este catalizador quizás no pueda realizar su trabajo como es debido. Así de simple.

Por eso, a las personas con hipotiroidismo, además de recetarles yodo, se les añade también hierro, ya que, aunque este tenga un papel pequeño, es indispensable en la fabricación de hormonas tiroideas.

El hierro tiene una particularidad: es muy difícil de eliminar de nuestro cuerpo y lo reutilizamos una y otra vez en nuestros procesos metabólicos para asegurar su aporte. Por eso, no hace falta ingerirlo en exceso mediante la dieta. La carne roja, los huevos o las legumbres son ricas en este mineral.

No obstante, hay que ir con ciudado, porque tampoco se puede consumir en exceso. Uno de los síntomas más característicos de su demasía es el color de las heces. Si son negras, entonces hay que controlar el consumo de hierro, ya que puede provocar malestares digestivos, dolor en la tripa y vómitos y diarrea.

Si esto sucede mientras se tenga anemia, el especialista nos recomendará que bajemos la dosis diaria hasta que esta sea tolerada por nuestro cuerpo. También, en el caso de las mujeres, hay que vigilar en caso de menstruaciones abundantes o embarazo, en las que se recomienda el consumo de hierro. Existen muchos suplementos en el mercado y hay que jugar con su cantidad.

El exceso de este mineral, además, es perjudicial para la tiroides. Así que el equilibrio con el hierro es básico para esta glándula. De este modo, conseguiremos regular la velocidad del cuerpo y cuidar nuestra salud.

9

El sueño: el viaje del cortisol y la melatonina

Si alguna vez hemos padecido de insomnio, entenderemos en toda su dimensión lo complejo que puede llegar a ser conciliar el sueño. Dormir parece sencillo, pero para nuestro cuerpo no lo es. Desconectar la consciencia de ese modo para llegar a un descanso reparador requiere un complejo equilibrio entre distintas funciones de nuestro organismo.

No es solo una cuestión de descanso. Se trata de ralentizar el metabolismo de un modo que no afecte al cuerpo para que al día siguiente podamos volver a ponernos en marcha como si nada hubiera pasado. Solo las personas que han sufrido dificultades para desconectar y conciliar el sueño son conscientes de que, a veces, no conseguimos relajarnos de ninguna manera y parece que hay algo en nuestro interior que nos impulsa a mantenernos activos, a saltar de la cama y a ponernos en acción.

¿Cómo es posible? ¿Cómo explicar que determinadas personas no sean capaces de cerrar los ojos a las cuatro de la mañana y dejarse ir en los brazos de Morfeo? Otros, por el contrario, trabajan de noche y se ponen a roncar a pierna suelta a las doce del mediodía sin ningún problema. Las responsables de esas diferencias en la facilidad, o no, de conciliar el sueño, son las hormonas. Pero son unas cuantas las que participan en este proceso fundamental para nuestra salud, así que vayamos por partes.

¡Dormilona!: las mujeres necesitan más horas de sueño

A veces, en vez de insomnio, sucede todo lo contrario. Se te pegan las sábanas y el sueño nunca parece ser suficiente. No hay que alarmarse. Si no es una situación a todas luces excesiva (no salir de la cama en todo el día tampoco es bueno), lo cierto es que el problema suele estar en la falta de descanso.

Dormir demasiado poco puede afectar al corazón y a la tensión, además de tener efectos secundarios en multitud de enfermedades, desde problemas gástricos a un aumento de la posibilidad de sufrir accidentes. El insomnio, claro, dificulta nuestra capacidad para pensar y para decidir, no llegando a comprender con claridad lo que sucede a nuestro alrededor ni a reaccionar adecuadamente.

Según la Organización Mundial de la Salud (OMS), deberíamos descansar, como mínimo, seis horas al día, aunque se trata de un dato bastante conservador. Personas mayores de sesenta y cinco años o adolescentes deberían dormir más, así que hay un acuerdo en la comunidad científica que entre siete y nueve horas es un periodo recomendable de sueño para la población en general. Situándose en adultos, la cifra óptima es de entre siete y ocho horas de sueño continuo (se considera continuo cuando no nos despertamos en toda la noche o, si lo hacemos, volvemos a conciliar el sueño en menos de diez minutos.)

Además, diversos estudios apuntan a que las mujeres necesitan un periodo extra para dormir. Se trata de unos veinte minutos más que los hombres. Y aquí entramos de lleno en la polémica, ya que no existe unanimidad científica en cuanto a la brecha de horas de sueño entre sexos. Así que (no se enfaden nuestros lectores masculinos), uno de los razonamientos científicos que explicaría el porqué de esta diferencia sería la supuesta mayor complejidad de la mente femenina.

Dado que al dormir permitimos a nuestro cerebro reponerse y recobrar sus fuerzas, es lógico que un uso más intensivo de este órgano requiera un mayor descanso. Las mujeres, en principio, lidiarían con diversas tareas a la vez: tenderían a ser flexibles y saltarían de un quehacer a otro con facilidad. Esto, claro, sería una virtud, pero a la hora de dormir requeriría un descanso más largo.

El papel de las hormonas

Explicar esta diferencia con las habilidades de cada sexo frente a las actividades diarias provoca polémica entre los científicos, así que, de nuevo, debemos acudir a las hormonas para encontrar una explicación más convincente. En los hombres, la falta de sueño tiene un efecto colateral: la segregación de testosterona. Esta hormona sexual incrementa la masa muscular y tiene otras consecuencias como la disminución de la insulina y un efecto antiinflamatorio.

Todo ello mantiene otra hormona, el cortisol, a raya. Esto es fundamental para conciliar el sueño, ya que el cortisol es, ni más ni menos, la hormona del estrés. Y ya sabemos lo que cuesta dormir si nos sentimos acechados por algún peligro o situación agobiante indefinida. La consecuencia inevitable es el insomnio.

A las mujeres, la falta de descanso no les desencadena estos efectos hormonales, aunque sí les provoca malestar y mayor estrés. Lo que, a la larga, explicaría el porqué de una mayor preeminencia entre las mujeres de enfermedades como la depresión o la ansiedad, por lo que ellas deben asegurarse también un buen descanso para evitar estas dolencias.

El cortisol

Hablando de la hormona del estrés, podemos adentrarnos un poco en el mundo de dicha hormona, que no solo afecta a la cantidad y calidad del sueño, sino que tiene su papel en muchos otros parámetros de nuestro organismo.

El cortisol es una hormona sintetizada en las glándulas suprarrenales y, como hemos dicho, se trata de una herramienta que el cuerpo puede utilizar para inhibir la función del sistema inmunitario y, así, provocar efectos antiinflamatorios. Además, favorece la elevación de azúcar en sangre y puede dejar en suspenso la actividad de la glándula tiroidea.

El cortisol no viene solo. Trabaja junto a otro neurotransmisor que tiene efectos contrarios a los que posee: la dehidroepiandrosterona (DHEA). De hecho, funcionan como antagonistas... Entre las dos, pueden ejercer un control sobre el cuerpo muy potente, por lo que el equilibro entre ellas es fundamental para nuestra salud.

La DHEA es responsable de la síntesis de otras hormonas, como la testosterona y los estrógenos. Tiene grandes propiedades antienvejecimiento y sus funciones son casi contrarias a las del cortisol.

Según el balance entre estas dos hormonas que posea nuestro cuerpo, se verán afectadas distintas áreas de nuestra salud:

- Inflamaciones

- Regulación del sistema inmunitario

- Nivel de azúcar

- Tiroides

- Salud ósea

- Memoria

La melatonina: el secreto del sueño

Ahora llegamos al quid de la cuestión. A una hormona mucho menos conocida que el cortisol, el rey del estrés, y que quizás, tiene mucha más importancia a la hora de regular nuestro descanso.

Se trata de la melatonina, una hormona que se sintetiza a partir de un aminoácido bastante conocido, el triptófano, muy de moda como suplemento alimenticio para aliviar el estrés y la tensión.

Su uso está muy extendido, aunque no todo el mundo tiene la capacidad de hacer el paso de triptófano a melatonina. El aminoácido triptófano, además de ser el precursor de esta hormona, también se usa para fabricar serotonina, ambos elementos implicados tanto en la regulación de los ritmos de sueño y de vigilia, como en la modulación del sistema inmune.

El uso de medicamentos como antidepresivos o una inflamación crónica en nuestro cuerpo (causada por una alimentación muy rica en azúcar y grasas de mala calidad), puede impedir la conversión de triptófano en melatonina y serotonina y, por lo tanto, empeorar la calidad del sueño.

En condiciones normales, la melatonina se encarga de la cantidad y la calidad de nuestro sueño. De hecho, controla nuestro ciclo diario. Una de sus características es que varía según los cambios de luz en el ambiente. Es decir, según los patrones de iluminación o de oscuridad en el que nos encontremos, nuestro cuerpo segregará mayor o menor cantidad de este neurotransmisor fundamental para nuestra salud.

Si nuestro cuerpo contiene menos melatonina de la necesaria, podemos entrar en un estado de depresión e insomnio, además de acelerar la tendencia al envejecimiento, como ya hemos comentado.

La relación entre la melatonina y las bacterias intestinales

El ritmo circadiano es el ciclo biológico que los humanos (igual que el resto de animales) seguimos durante las veinticuatro horas del día. Hasta el momento se conocían los efectos hormonales y fisiológicos que tenían los cambios en este ciclo en personas que, por ejemplo, trabajan en turnos de noche o sufren *jet lag* frecuentemente debido a largos desplazamientos por motivos laborales.

Lógicamente, cambios de estas características en nuestro día a día provocan agotamiento, insomnio, desórdenes en el apetito y hasta pueden favorecer la ansiedad y la depresión. Recientes estudios, además, han hallado que el ritmo circadiano puede afectar a las bacterias que tenemos en nuestro intestino. Investigadores de la Universidad de Kentucky, Estados Unidos, han descubierto algunas bacterias intestinales que fluctúan según las variaciones de la melatonina. Concretamente, algunas especies proliferaban más rápidamente cuando la cantidad de melatonina era mayor.

Aún es pronto para determinar las implicaciones que esto podría tener para nuestra salud, pero este caso sugiere que el ciclo del sueño y las hormonas que participan en este pueden tener efectos mucho mayores en todo nuestro cuerpo de los que se conocían hasta ahora.

Qué podemos hacer para dormir mejor

Ya hemos visto que el sueño se ve afectado por muchos factores pero, para empezar, debemos evitar el estado permanente de estrés. Además de conducir a la obesidad, el estrés es un factor determinante para sufrir insomnio. El ejercicio físico ligero y una dieta saludable son también elementos clave para una buena salud en lo que a dormir se refiere. Y si nos sobra peso, no está de menos adelgazar: no solo mejorará nuestro sueño, sino muchas otras áreas de nuestra vida, nos levantará el estado de ánimo, disminuirá la inflamación crónica y reducirá el riesgo de sufrir enfermedades.

Además, si queremos asegurarnos de que disponemos de precursores de melatonina como el triptófano, será mejor que contemos con la ayuda de algunos alimentos que darán un empujoncito a la calidad de nuestro sueño:

- Avena, maíz, arroz

- Plátano

- Cerezas, ciruelas

- Vino tinto

- Tomates, patatas

- Nueces

Ya hemos visto lo tremendamente compleja que es la participación de las hormonas en la calidad de nuestro sueño, así que, ante cualquier duda, lo mejor es consultar con un especialista. La cuestión fundamental para nuestra salud es dormir en paz. Este es el objetivo.

10

Los hombres también lloran

Cuando se habla de los efectos de las hormonas parece que solo se pueda hablar de mujeres, como si fueran las únicas personas sometidas a sus cambios. Sin embargo, no es así, pues todos, tanto mujeres como hombres, estamos a merced de los trastornos y variaciones hormonales.

Y si además nos referimos al final de la producción de hormonas sexuales, momento en el que dejamos de ser fértiles, a todos nos viene a la cabeza la menopausia. Hay que romper estos tópicos, porque no son más que medias verdades e informaciones sesgadas. «Los hombres también lloran» es el título de este capítulo porque esto afecta también a ellos, a la par que muchas otras cosas.

Ahora nos adentraremos en un mundo hormonal desconocido: el del hombre. Ya sea por pudor o por vergüenza, o porque la ciencia sigue siendo un mundo eminentemente masculino (que quizás no quiere afrontar sus propias debilidades), lo cierto es que el mundo hormonal de los varones sigue siendo un punto aparte. Como si a las mujeres, por el hecho de experimentar el ciclo menstrual cada mes, ya se les supusiera una relación con las hormonas más estrecha, como si, al contrario que los hombres, tuvieran que estar sometidas a su acción y sus consecuencias sobre el cuerpo.

Nada más lejos de la verdad. Ellos también padecen cambios hormonales y aun diría que mucho más. Mal que les pese a algunos, que quizás se sientan heridos en su orgullo masculino, los hombres también sufren su «menopausia», llamada andropausia, que, principalmente, no es más que una disminución de la testosterona.

Una cuestión de testosterona

Aunque se produce en los testículos y es considerada la hormona sexual masculina, la testosterona también está presente en los ovarios de las mujeres en pequeñas cantidades. En el hombre es mucho más abundante y su sangre, por ejemplo, contiene diez veces más testosterona que la de la mujer.

Es la responsable del mayor volumen muscular y óseo masculino, así como del desarrollo de sus órganos sexuales y del vello corporal. Ya desde antes de nacer, esta hormona es la responsable del crecimiento genital y fálico.

Es en la adolescencia cuando su actuación tiene mayor presencia con los cambios en el olor corporal, el vello y el crecimiento muscular y óseo. También es responsable de la aparición de la libido, tan característica de los chicos adolescentes.

En un hombre adulto, la testosterona será la encargada de la calidad de su esperma y de la energía del cerebro, además de participar en el buen funcionamiento del sistema sanguíneo y hormonal. Un nivel estable de testosterona evita enfermedades cardiovasculares y protege contra ciertos tipos de cáncer.

Su influencia es tal en el comportamiento masculino que es uno de los cambios fisiológicos más remarcables que se producen en el enamoramiento. En una relación romántica, los niveles de testosterona masculinos disminuyen, provocando un sentimiento de amor y cuidado paternal, mientras que los femeninos se incrementan. En cierto modo, es como si, temporalmente, los distintos modos de comportamiento entre géneros quedaran en suspenso, como si fuera la propia naturaleza la que diera un empujón a las parejas.

La andropausia: un tabú masculino

Frente a tantos y tantos cambios que la testosterona acompaña en la vida de un hombre, no es de extrañar el cambio brusco que supone un descenso repentino de esta hormona: la llamada andropausia.

Este proceso empieza alrededor de los cuarenta años, aunque no es hasta los setenta que la reducción de testosterona sucede de forma drástica, cayendo hasta un tercio del total y provocando una serie de síntomas:

• Incremento de peso. a veces acompañado del desarrollo de diabetes

- Bajada de la libido con disminución de erecciones

- Irritabilidad

- Dificultad para conciliar el sueño

- Pérdida de energía

- Hipogonadismo, o disminución de la capacidad funcional de los testículos

Estos indicios suelen ser vividos por el hombre como una pérdida de su virilidad. Especialmente si el proceso, como consecuencia de los cambios hormonales, viene acompañado de una cierta «feminización» corporal. Esto no es más que un crecimiento de los pechos debido al aumento de estrógenos. De hecho, seguramente hayamos visto alguna vez a un hombre con un exceso de pecho, y no me refiero a los culturistas y a sus grandes pectorales. Se trata de un exceso de tejido graso en los pechos, provocado por una descompensación de las hormonas sexuales y por la mayor presencia de hormonas femeninas (estrógenos) que masculinas.

Este proceso es fácilmente detectable a partir de los testículos, que pasarán de ser pesados y henchidos a ser más suaves y blandos y a producir menos cantidad de esperma que de costumbre. También se manifiesta rápidamente con la pérdida de las erecciones y la falta evidente de deseo sexual.

Una bajada de estado de ánimo general suele asociarse a todos estos cambios: pérdida de motivación, mal humor... Es el colofón a todo un proceso que no suele ser bienvenido y que a muchos ha pillado desprevenidos ya que, al contrario que la menopausia en las mujeres, es un gran desconocido.

Riesgos asociados a los hábitos

No obstante, todos estos cambios, que son vividos de una forma traumática por los hombres, no son nada comparados con los riesgos que la andropausia comporta. La propensión a sufrir un ataque cardíaco aumenta drásticamente, además de incrementar el número de afectados por cáncer y diabetes.

Las probabilidades de sufrir una dolencia de este tipo, sin embargo, varían mucho según el paciente y están asociadas, obviamente, a los buenos hábitos durante etapas anteriores de su vida. El tabaco, el sobrepeso o el abuso de alcohol pueden empeorar los síntomas de la andropausia, por lo que, a cualquier edad, es mejor conservar costumbres saludables que retrasen las consecuencias de la disminución de testosterona.

Algunos médicos usan terapias con undecanoato de testosterona para retrasar este proceso natural y como tratamiento contra el hipogonadismo (además de en las terapias transgénero). No obstante, se trata de un andrógeno y esteroide anabólico polémico, debido a su abuso por parte de personas que quieren aumentar la masa muscular.

Aunque esta sustancia aumenta la vitalidad y la energía de los pacientes y puede influir positivamente en su vida sexual gracias al tratamiento con inyecciones intramusculares, lo cierto es que sus efectos secundarios pueden llegar a ser muy graves.

Alergias, complicaciones respiratorias, mareos o desmayos hacen necesario que los pacientes permanezcan en el hospital donde se realiza la punción al menos media hora y que estén atentos a cualquier cambio en su cuerpo en las siguientes horas. En Estados Unidos este medicamento tiene restringido su uso y no fue hasta 2014 que fue aceptado con todas las limitaciones correspondientes.

El problema de los estrógenos

La pérdida de testosterona va acompañada del crecimiento del número de estrógenos, las hormonas sexuales femeninas. Se podría decir que estas dos hormonas entran en competencia y, cuando baja la masculina, sube la femenina. Ese es el proceso que se suele observar en los hombres afectados por andropausia.

El incremento de los estrógenos acentúa el aumento de los pechos, del peso en la caderas y los muslos y la reducción de la musculatura. Por otro lado, provoca también la atrofia de los testículos, acompañada de una rápida disminución de la cantidad de esperma segregado.

Los médicos miden la cantidad de estrógenos sobre una referencia en sangre de 54 picogramos por mililitro, y si el análisis supera esta cifra significa que el sujeto en cuestión está por encima de la media. Ya hemos visto las consecuencias y los peligros de este desequilibrio entre testosterona y estrógenos así que, si ese es nuestro caso, más nos valdrá ponernos manos a la obra.

Dieta para el equilibrio de las hormonas sexuales

Una buena manera de controlar los balances de hormonas sexuales es vigilando la dieta, ya que existen alimentos que llevan estrógenos de manera abundante, pudiendo empeorar la situación, y otros que provocan lo contrario.

Algunos alimentos producen un aumento de estrógenos y la bajada de testosterona. Una de las dietas que es necesario evitar es la siguiente:

• Alimentos que contengan soja como el tofu

• Lúpulo (sí, la cerveza contiene gran cantidad de esta hormona)

• Orégano

• Pomelo

• Comida procesada y con aditivos, como el *fast food*

Por otro lado, algunos alimentos pueden ayudarnos a combatir ese exceso. Seguidamente se expone una lista de aquellos que ayudan a reducir los estrógenos y aumentar la testosterona, por la que debemos apostar:

• Verduras crucíferas: col, brócoli, coliflor, coles de Bruselas

• Apio

• Espárragos

• Huevos

• Pollo y carne de vaca y de cerdo pobre en grasa (en los tres casos, debe tratarse de carnes ecológicas, que no hayan usado hormonas durante su crecimiento)

El cambio de hábitos en las comidas no es lo único que podemos hacer para mantener la cantidad de testosterona en un buen nivel. El ejercicio es indispensable para conservar un buen equilibrio de hormonas sexuales. Los hombres que practican deporte regularmente consiguen mantener un balance de testosterona bastante elevado. También en las mujeres el deporte desempeña un papel clave en el mantenimiento de esta hormona. Son más recomendables los deportes de fuerza o intensivos que consistan en series cortas y rápidas. Aportarán más testosterona que las más lentas y largas.

Evitar algunos productos químicos nos ayudará también a mantener a raya los estrógenos. No todos conocen la existencia de sustancias estrogénicas, Sin embargo, se trata de elementos químicos con una estructura parecida a esta hormona sexual, los cuales favorecen su producción en nuestro cuerpo.

Algunos de ellos son de uso diario, así que hay que tener esta lista muy en cuenta y vigilar qué productos se deben evitar y sustituirlos, si es posible, por alternativas más naturales:

- Jabones, geles, champús

- Detergentes

- Plásticos: bolsas, objetos, envases

- Humo de los coches

En cuanto a la bebida

Como existe una gran cantidad de hombres y mujeres aficionados a la bebida, no podemos terminar este capítulo sin hacer un inciso aparte en la ingesta de líquidos.

Para empezar, la cerveza. Quizás es una de las bebidas que contienen más estrógenos. Se trata del lúpulo y es su sabor amargo el que denota la presencia de hormona sexual femenina. Su ingesta reduce la testosterona y potencia los estrógenos.

Pero no solo debe evitarse la cerveza, sino el alcohol en general, pues este tampoco favorece el balance de hormonas sexuales.

Hay que tener en cuenta, además, el tipo de envase en el que es consumido. Las bebidas comercializadas en latas y botellas de plástico no nos favorecen, ya que el contacto con estos materiales es nefasto para nuestro balance hormonal. Hasta el agua se ve afectada. Evitemos el plástico a toda costa. Lo mejor es beber de una jarra, como se hacía antes, y podemos apostar también por un filtro de ósmosis inversa, un aparato que ha demostrado su efectividad a la hora de librar el agua de estas distorsiones hormonales.

Por lo tanto, debemos tener muy presentes las siguientes recomendaciones: ejercicio, dieta y un poco de cuidado con los materiales que nos rodean. Así conseguiremos un equilibrio de hormonas sexuales adecuado.

11

Histamina, cuestión de equilibrio

La histamina es una hormona de la que quizás hayamos oído hablar alguna vez. Sobre todo está asociada a procesos inflamatorios como los que se producen como consecuencia de las picaduras de insectos. Asimismo, puede que en algún momento de nuestra vida, quizás yendo de excursión por el campo en primavera, nos hayan tenido que suministrar un antihistamínico frente a alguna alergia que nos haya puesto la cara como una pelota.

Esas hinchazones no son más que el efecto de la histamina, la dilatación de los vasos sanguíneos que se da en los procesos inflamatorios para que el sistema inmunitario pueda dar una respuesta local a la amenaza que nos acecha. Esa es, quizás, su función más célebre, aunque realiza muchas más. Es capaz de contraer y relajar los músculos, segregar ácido en el estómago o participar en el sistema nervioso como neurotransmisor.

La histamina se sintetiza en las neuronas del cerebro, en el interior de los vasos sanguíneos y en el tejido conjuntivo que cohesiona los diferentes órganos del cuerpo. Una vez producida, se almacena en los mastocitos y los basófilos, células del sistema inmunitario (nuestras defensas) para que así puedan actuar rápidamente frente a la amenaza de una sustancia desconocida.

El problema de la histamina alimentaria

También podemos encontrarla en la comida, y es ahí donde empiezan las complicaciones. Si nuestro metabolismo funciona con normalidad, la histamina sobrante se degrada mediante la acción de una enzima llamada diamino oxidasa (DAO), la cual se excreta por el sistema digestivo. Hasta ahí todo va bien. El problema empieza cuando en algunas personas esta enzima no les funciona correctamente por causas hereditarias y también por algunos medicamentos y enfermedades relacionadas con la inflamación intestinal que afectan a la cantidad de esta enzima.

Es entonces cuando puede aparecer la histaminosis o intolerancia a la histamina. Al haber un desajuste entre la cantidad de esta hormona que ingiere el individuo (más la que almacena el propio organismo) con la cantidad que es capaz de metabolizar, la concentración de esta hormona en sangre supera los niveles normales de 50-70 mg/L, lo que provoca alteraciones que afectan al organismo.

Síntomas de la DAO confusos

Además, el problema con la DAO, el déficit de diamina oxidasa, es que actúa de forma distinta que las alergias alimentarias clásicas. No se trata de evitar ningún alimento en concreto, sino que existe un gran abanico de productos con dosis muy variables de histamina, algunas de ellas muy bajas, que pueden desencadenar efectos adversos en el organismo.

- Migrañas y mareos

- Arritmias

- Problemas de la piel: urticaria, psoriasis

- Asma, congestión

- Diarrea, estreñimiento, flatulencia

- Dolor muscular y óseo

- Fatiga

Como se puede ver, se trata de un conjunto de síntomas muy extendido entre la población, lo que dificulta su diagnóstico. Con frecuencia, parte del cuadro de señales que prueban la existencia de la DAO (se deben sufrir como media tres de estas manifestaciones), se acaban enmarcando en otras enfermedades como fibromialgia o síndrome del colon irritable. En la adolescencia sí que se ha podido comprobar que la baja tolerancia a la histamina está relacionada con el trastorno de déficit de atención e hiperactividad (TDAH).

Cómo actúa la histamina en nuestro cuerpo

Al ingerir la histamina mediante la alimentación, el proceso natural que sufriría en un organismo sano sería el de metabolización. Gracias a la enzima diamino oxidasa se degradaría a un N-imidazol acetalaldehido que se eliminaría a través de las heces. No obstante, debido al déficit de la enzima, esta hormona se acumula en el intestino.

La cantidad va aumentando en las mucosas hasta que empieza a penetrar a través del epitelio del intestino hacia el torrente sanguíneo. Ahí, va multiplicándose y, al alcanzar concentraciones más altas de lo normal, se termina alojando en distintas partes del cuerpo, provocando alteraciones.

Se incrusta, por ejemplo, en las arterias temporales y provoca una hinchazón que desemboca en migrañas. Este acrecentamiento de los vasos sanguíneos afecta también al sistema nervioso y cardiovascular, y está en el origen de los problemas de piel que causa la DAO.

Qué se puede hacer para paliar sus síntomas

Como hemos visto, uno de los pasos más difíciles es el correcto diagnóstico de la enfermedad. Así que, una vez concretado el origen de los males, hay que tomárselo como un alivio, ya que son muchos los que conviven años y años con esta dolencia sin saberlo.

Para confirmar que se sufre intolerancia a la histamina, el médico nos mandará hacernos una analítica, que confirmará nuestro nivel de DAO. Además, según sea el caso, es probable que se suministre externamente un suplemento que contenga la enzima. Por lo general, este tratamiento se combina con una propuesta nutricional para eliminar los alimentos ricos en histamina que tiene por objetivo estudiar la respuesta de nuestro cuerpo frente a la ausencia de histamina. No solo dejaremos de ingerir esta hormona, sino que también nos privarán de otros tipos de aminas que participan en el metabolismo de la que nos causa problemas.

Una vez determinada cuál es la afectación de esta hormona en el paciente, es muy posible que nuestro médico considere que seamos nosotros mismos quienes debamos gestionar la cantidad de histamina que ingerimos en las comidas. El consumo y su frecuencia recaerán en nuestras manos y así incorporaremos esta enfermedad a nuestra normalidad sin ningún tipo de problema. Todo este proceso debe hacerse bajo el asesoramiento de un especialista, ya que existen muchos alimentos, no necesariamente ricos en histamina, que pueden afectar a su absorción e influir en la evolución de los síntomas de nuestra dolencia.

El problema de las cantidades en la dieta

A lo largo del tiempo, el tratamiento de numerosos pacientes afectados por DAO ha dado a los médicos una información muy valiosa sobre qué alimentos provocaban migrañas o alguno de los otros síntomas antes descritos. Han sido los propios sujetos quienes, mediante su propia experiencia, han señalado aquellos productos que conducían a un empeoramiento de la enfermedad.

Ahora ya se ha mejorado el análisis de la histamina de muchas de las comidas presentes de forma habitual en nuestra dieta. Aun así, no existe un acuerdo total sobre qué cantidad de esta hormona en un alimento es suficiente para calificarla como alta. Existen enormes diferencias de criterio. Mientras algunos médicos consideran que una concentración de 20 mg/kg es excesiva para la dieta de la DAO, otros rebajan este listón muy por debajo y prohíben los alimentos que superen 1 mg/kg.

Según un estudio del Departamento de Dermatología de la Universidad de Bonn, Alemania, se considera que los niveles de DAO por debajo de 3 U/ml constituyen una relación de intolerancia a la histamina muy probable. Si los niveles están por encima de 10 ml/U, la intolerancia es improbable.

A esta confusión hay que añadir la escasa información sobre esta enfermedad en el etiquetado de los productos. A diferencia de las alergias alimentarias clásicas, sobre las que se suelen encontrar avisos y datos sobre su presencia, la DAO es aún una desconocida y, al investigar productos adecuados en el supermercado, acabaremos cansados de una búsqueda infructuosa.

Además, no solo se debe evitar la histamina. Existen otras sustancias que distorsionan su metabolismo puesto que al favorecer su acumulación, liberan la histamina que produce el propio cuerpo o, como es el caso del alcohol, bloquean directamente la enzima responsable de su eliminación.

Alimentos que hay que evitar por su alta cantidad de histamina:

- Pescado en conserva: atún, caballa, boquerón, sardina

- Pescado ahumado: salmón

- Marisco

- Queso curado

- Carne curada o ahumada

- Embutidos, jamón

- Legumbres, especialmente los garbanzos

- Soja y derivados: tempeh, tofu, licuado de soja

- Fermentados: miso

- Pescado, carne y queso deben ser frescos, ya que la cantidad de histamina es mucho menor.

Alimentos con una cantidad de histamina media:

- Verduras en conserva

- Tomate

- Espinacas, berenjenas

- Frutos secos

- Frutas rojas: fresa, frambuesa

- Plátano, kiwi, pera, cítricos, ciruela roja

- Zumos procesados de cítricos, piña, fresa, plátano

- Platos procesados

- Conservantes, colorantes, potenciadores del sabor, aditivos

- Levadura: pan y bollos

- Trigo

- Cerveza

- Vino tinto

- Vinagre de vino

- Té

- Chocolate

Alimentos que liberan histamina o aportan sustancias que dificultan la desaparición de histamina:

- Cítricos

- Tomate, pimiento

- Frutas rojas

- Frutos secos

- Piña, plátano, ciruela, pera

- Champiñones

- Chocolate, cacao

- Clara de huevo

Alimentos que impiden el funcionamiento de la enzima diamino oxidasa (DAO):

- Alcohol

- Té

- Cacao

Como se puede comprobar, la lista de alimentos que afectan a la histamina de una u otra forma es extensa y tiene en cuenta multitud de interrelaciones de esta hormona. Debido a la complejidad de fijar una dieta estándar para los afectados por la DAO, es recomendable acudir a un especialista que determine qué alimentos podemos consumir y cuáles no.

A continuación, proponemos una lista de alimentos sanos para los afectados por la intolerancia a la histamina:

- Pera, manzana, mango, coco, granada, uva, melón (si está demasiado maduro es desaconsejable), sandía, frutas del bosque, higos, melocotón, cereza, albaricoque

- Leche de arroz, de mijo, de quinoa, de coco, de avena, de cabra, de oveja

- Yogures y quesos frescos (de cabra u oveja) poco fermentados: a más fermentación, más histamina

- Pan, harinas y pasta de espelta

- Miel, estevia, azúcar integral

- Infusiones de hierbas sin teína

- Pescado blanco

- Lechuga, escarola, canónigos, rúcula

- Col, coliflor, coles de Bruselas, brócoli

- Zanahoria, ajo, cebolla, puerro, alcachofa, judías, calabaza, calabacín

- Legumbres

- Pollo, pavo, conejo, ternera, cordero

- Yema de huevo (exceptuando la clara)

- Semillas: lino, sésamo

- Algas

Hay que tener en cuenta, además, que los alimentos que llevan gluten como la espelta no son muy recomendables para intestinos sensibles. Así que, según qué personas, es mejor que sigan una dieta sin gluten con alternativas como la quinoa, el mijo, el sarraceno, el arroz o el maíz.

12

El control del peso: cómo influyen las hormonas

«Tanto comes, tanto engordas.» Esta parece haber sido la máxima de las dietas de adelgazamiento durante años. «Si quieres adelgazar, deja de comer», esta sería la segunda parte de la frase. El secreto para tener un cuerpo perfecto.

Estas afirmaciones, dicho en otras palabras, no son más que conseguir un balance energético desfavorable. Son dietas que se basan en quemar más calorías que las que ingieres. Seguro que hemos oído hablar de ellas, porque hoy en día están en auge. Además, puede que hayamos probado alguna y, después de días de sufrimiento, nos hayamos dado cuenta de que no sirve de nada. A pesar de todo nuestro esfuerzo, no hemos conseguido adelgazar. A continuación explicamos por qué.

Hormonas: la cara B del adelgazamiento

Relacionar calorías con adelgazamiento, aunque tiene su base científica, no es del todo verdad. Además de las calorías, hay multitud de factores que explican que una dieta funcione para algunas personas pero para otras no. Para empezar, existen calorías de calidad y otras que no lo son (solo hay que pensar en lo que nos aporta un bollo industrial lleno de azúcar), además de trastornos que pude sufrir la persona que quiere hacer la dieta, los cuales lo mantienen en el sobrepeso. El deporte o la calidad emocional de las relaciones con las personas que nos rodean son otras de estas claves que, quizás, nos están impidiendo adelgazar.

Todo este entramado genérico de elementos variopintos que impiden el buen progreso de la dieta se puede concretar en una sola cosa: hormonas. Al intentar adelgazar suprimiendo parte de nuestra comida habitual, el cuerpo recibe el mensaje de que debe «ahorrar» energía, no quemarla a toda prisa. Quizás te parece una reacción ilógica de tu organismo pero lo cierto es que luchas contra miles de años de evolución. Lo que está haciendo tu cuerpo es ayudarte a sobrevivir con el menor alimento que le estás ofreciendo.

Esto lo hace poniendo en marcha nuestro maravilloso sistema endocrino. Es la tiroides la que, al empezar la dieta, avisa a nuestro cuerpo de que debe administrar la poca energía que le llega. En cierto modo, nuestro centro de control hormonal ralentiza nuestras funciones para gastar menos y, como si nos encontráramos en una situación extrema, racionar los nutrientes que, más esporádicamente de lo habitual, nos vamos llevando a la boca.

Al terminar la dieta, este mecanismo defensivo del cuerpo, que parece heredado de la escasez de alimentos prehistórica, provocará otro efecto en nuestro cuerpo. Cuando volvamos a comer con normalidad, acumulará en sus reservas de grasa todo lo que pueda para futuros momentos de carestía (otras dietas). Es decir, la dieta habrá provocado que el cuerpo ponga en marcha mecanismos de ahorro que incrementarán nuestro balance calórico. «Tanto comes, tanto engordas» se convertirá en «Tanto comes, engordas más», ya que ingiriendo lo mismo que antes, engordaremos más rápido de lo normal. Es lo que se denomina como el temido «efecto rebote». Vamos a explicarlo al detalle porque es preciso que entendamos cómo funciona todo esto, así como los factores que hacen que el concepto y la idea de lo que es una dieta producen en nuestra mente. Veremos que varía mucho el enfoque psicológico a la hora de realizar un cambio nutricional, y que no tiene nada que ver hacer algo desde una perspectiva de esfuerzo y resistencia (como son las dietas) a cuando hacemos un cambio desde la positividad, la serenidad y la convicción. El efecto físico de una u otra situación en todo nuestro engranaje hormonal es muy diferente.

Los pilares hormonales

Las glándulas que segregan las hormonas forman los pilares de nuestra salud y tienen un efecto fundamental en nuestro peso:

Hígado

Este órgano es el encargado de poner en marcha o alterar cualquier sustancia del organismo ya que es el capataz de las hormonas, a las que manda y activa cuando hacen falta en cualquier rincón del organismo.

Asimismo, como si de un bombero se tratara, se encarga del agua. Gestiona la deshidratación o la hinchazón del organismo, lo que influye en nuestro balance de electrolitos. Si tuviéramos que ponerle algún apodo, este sería el de «el filtro». Esa es una de sus tareas principales: depurar la sangre a su paso por los intestinos.

Deberíamos pensar en el hígado también cuando nos planteamos adelgazar, porque es el encargado de producir carnitina, la sustancia que determina la cantidad de grasas que son descompuestas a través de la bilis. Así que el hígado determina el funcionamiento del metabolismo, y deberemos cuidarlo. ¿Cómo? Alimentándolo de modo adecuado, por supuesto. Con materia prima como verduras y hortalizas, frutas, cereales integrales, legumbres, frutos secos, semillas, aceites vegetales vírgenes de primera prensa en frío y alimentos magros de proteínas animales, como pescado, carnes magras y huevos ecológicos. Y evitando alimentos procesados e industriales como comida preparada industrial, bollería, embutidos, lácteos industriales y azúcares refinados o artificiales como los edulcorantes....

Glándulas suprarrenales

Se encuentran encima de los riñones y se encargan de segregar hormonas que responden al estrés. Nos permitirán, por ejemplo, disponer de mayor energía ante una amenaza en vez de almacenarla en forma de grasa, o harán que nuestro metabolismo vaya más lento para que podamos disponer del combustible que ya poseemos.

Todo un crisol de hormonas es liberado por estas glándulas en respuesta al estrés: adrenalina, la más conocida, y otras como cortisol, aldosterona y epinefrina. Se pondrán en marcha si nos encontramos en situaciones amenazantes de cualquier grado, como puede ser hacer frente a nuestro jefe o huir de un incendio, y esto lo hacen regulando la liberación de glucosa, que depende de nuestra dieta, consiguiendo así acelerar o ralentizar nuestro metabolismo, disponiendo de más o menos energía. Cuando sufrimos estrés, además, el organismo buscará combustible en los lugares más insospechados, como el músculo, pero si llevamos una buena alimentación, quizás no deba recurrir a ello.

Si el estrés se convierte en crónico, las glándulas suprarrenales sufren una sobrecarga de trabajo ya que las hormonas que segregan continuamente están diseñadas, en realidad, solo para momentos puntuales. Entonces, el cuerpo consume menos combustible para seguir sobreviviendo al estrés y esto, para empezar, puede provocar obesidad y numerosas enfermedades asociadas. Así que para cuidar las glándulas suprarrenales debemos disminuir el estrés y, por supuesto, seguir una alimentación saludable.

Tiroides

Hemos llegado al punto clave del sistema hormonal. Las hormonas que produce esta pequeña glándula localizada en la garganta, la T_3 y la T_4, regulan la velocidad del metabolismo del cuerpo según las órdenes de la glándula pituitaria, situada en el hipotálamo del cerebro.

Las funciones de la tiroides son muy diversas. Es la encargada, a través de sus hormonas, de regular la transformación de las calorías y el oxígeno en energía. Por eso tiene tanta influencia en las dietas de adelgazamiento y, en ciertos casos de mala alimentación o enfermedades, puede bloquear el desempeño de su hormona T_3 mediante la segregación de rT_3, o también llamada *t3 reversa*, su contraria, y provocar el almacenamiento de grasas.

Por esta razón, si queremos llevar a cabo una dieta, debemos tener en cuenta la producción hormonal de la tiroides.

Glándula pituitaria

Está muy relacionada con la tiroides ya que, según la hormona tirotropina que segregue, la glándula tiroidea producirá rT_3, que almacena grasa. Además, esta glándula regula también la producción de hormonas sexuales que, a su vez, tienen grandes implicaciones en el metabolismo. Así que cuidar la pituitaria también es fundamental.

La grasa y las hormonas

Las hormonas no hacen nada más que influir en los tejidos, grasas, músculos y huesos que tenemos en el cuerpo. Quizás parezca una afirmación extraña, así que vayamos paso a paso.

En todo el día no paramos de responder a estímulos gracias a las hormonas y nos movemos sin parar arriba y abajo, así que necesitamos energía. ¿De dónde sacamos el combustible? De nuestras reservas, por supuesto, que están compuestas sobre todo por grasas o se encuentran en el músculo.

Consumimos calorías debido al trabajo constante de estos músculos, por eso solemos recurrir a las calorías que consumimos con la dieta y las grasas se quedan donde están, esperando momentos de necesidad, por cuyo motivo resultan tan difíciles de eliminar.

Tenemos dos tipos de grasas: la grasa parda, que desempeña su papel en el metabolismo porque contiene mitocondrias, que son las encargadas de producir energía; y, por otro lado, la grasa blanca, que es la que acumulamos cuando tenemos sobrepeso. Esta es la grasa que tiene más mala fama, ya que, al quemarse mucho más lentamente para producir combustible, se va acumulando casi indefinidamente. Y lo hace porque ese es su propósito: almacenar combustible a largo plazo.

Además, para que no la mires con malos ojos, debes pensar que tiene muchas otras propiedades: mantiene la temperatura corporal, protege los órganos y también sintetiza hormonas.

Los dos tipos de grasas actúan de modo diferente según la velocidad de nuestro metabolismo. Mientras la grasa blanca aumenta cuando el metabolismo se ralentiza, la grasa parda estimula el metabolismo y lo acelera. Digamos que, en vez de almacenarse, se consume para producir energía, incrementa el flujo sanguíneo y regula el colesterol, además de expulsar los desechos, sintetizar proteínas y almacenar carbohidratos.

Las funciones de la grasa parda son increíbles, lo que lleva a muchos a preguntarse por qué no es esta la que se acumula en las caderas y en la tripa. Y es que, en verdad, no lo es. Este tipo de grasa se concentra cerca del cuello, detrás de los omóplatos y justo por debajo de la clavícula. Es donde podemos notar tensión cuando vamos estresados. Es la zona donde se acumula la tensión, y eso es debido a que las hormonas del estrés afectan directamente a la grasa parda. Según la calidad de nuestra dieta, esta grasa nos permitirá crear un montón de energía y tener el cuerpo que queremos, pero si nos alimentamos mal, notaremos tensión en el cuello y la misma grasa parda mandará los nutrientes a acumularse en la grasa blanca.

Entonces, la consigna está clara. Debemos cuidar nuestro sistema hormonal con una buena dieta y sin estrés: hígado, suprarrenales, pituitaria y tiroides deben funcionar a la perfección, así conseguiremos acelerar nuestro metabolismo, y mejorará nuestra salud y nos ayudará a alcanzar el peso y el cuerpo que deseamos.

Cómo controlar el sistema hormonal

Un simple análisis puede darnos muchas pistas sobre cómo se encuentra nuestro metabolismo. Los niveles de las diferentes hormonas revelarán si nos encontramos en el buen camino o si necesitamos mejorar.

Tiroides: debemos conocer cómo están la tirotropina (TSH) T_4, T_3 y T_3 reversa (rT_3). Los valores normales son los siguientes:

Perfil tiroideo	Normal	Metabolismo acelerado
TSH	4-4,5 mIU/L	<1,0 mIU/L
T_3	2,3-4,2 pg/ml	3-4,2 pg/ml
T_4	0,7-2,0 ng/dL	1,5-2 ng/dL
T_3 reversa	90-350 pg/ml	<120 pg/ml

Aparte, es interesante hacerse un perfil de lípidos, que incluirá los niveles de colesterol, triglicéridos y glucemia además de algunas hormonas accesorias como el cortisol, liberada con el estrés, y la leptina.

La leptina es una hormona que suele activarse cuando acumulamos grasa y que, a su vez, promueve una mayor acumulación de grasas. Así que es la responsable de que engordemos repentinamente cuando llevamos una época de mucho estrés y, en el caso de las mujeres, también durante el embarazo.

Los estrógenos son otro de los valores que no deben faltar en nuestro análisis. Las diferentes formas de la hormona sexual femenina —estradiol, estriol y estrona— es lo que debemos tener en cuenta. Este análisis nos explicará, por ejemplo, si estamos aumentando de peso debido al estrés, ya que los estrógenos también están relacionados con él.

En el caso de los hombres, se deberá estudiar el nivel de testosterona, pero el resultado será el mismo. Las cifras proporcionarán una perspectiva de su salud y qué hay que hacer al respecto. La respuesta será: comiendo mejor. Una dieta equilibrada nos permitirá acelerar el metabolismo, desintoxicarnos y quemar las grasas. Este es el modo de llegar a una vida saludable.

La resistencia a la insulina

El componente hormonal no afecta solamente en ese sentido. El estilo de vida y los alimentos que ingerimos normalmente pueden haber provocado una alteración en nuestro cuerpo que distorsione este balance calórico. Podemos enfrentarnos, por ejemplo, a la resistencia a la insulina, de la que hemos hablado extensamente en el capítulo 7.

Quizás hayamos notado que, durante una dieta, hay algunas zonas que son especialmente difíciles de abordar, donde la grasa parece acumularse con especial intensidad. El abdomen, por ejemplo, es una zona que todo el mundo conoce. Eso no es ni más ni menos que la grasa visceral, muy peligrosa a nivel cardiovascular, que provoca la resistencia a la insulina.

El mal funcionamiento de esta hormona, al impedir la absorción de la glucosa que necesitan las células, genera un exceso de glucosa en sangre. Es un riesgo para el organismo y el cerebro y, para limitar los daños que esto podría provocar, ordena su almacenamiento de emergencia. Para tal efecto, la convierte en grasa y la acumula en la tripa.

Otra vez llegamos al dichoso modo de ahorro de nuestro organismo. Este no tiene otro objetivo que el de guardar alimento extra para cuando pasemos hambre. Así que con nuestras dietas no hacemos más que acentuar esta tendencia: el cuerpo aún acumulará más grasa para las épocas de carestía.

El papel del azúcar

Ya hemos visto que el buen funcionamiento de la insulina es un factor principal en las dificultades que tenemos para adelgazar. Sus trastornos pueden evitarse si tenemos cuidado con el azúcar. Aunque cueste creerlo, este alimento está presenta en la mayor parte de la comida procesada que encontramos en el supermercado: bollería industrial, pasta, bebidas...

El círculo vicioso en el que hace entrar al organismo en el día a día es fatal para nuestra salud. Si tomamos un café con una cucharada de azúcar y un cruasán para desayunar, sentiremos un incremento de energía que, dependiendo de la cantidad de glucosa, nos durará hasta media mañana. Pero a partir entonces, notaremos un brusco bajón de energía y querremos ingerir más azúcar.

Esto sucede porque se trata de azúcares de absorción rápida, que circulan por nuestro organismo unos pocos minutos hasta que desaparecen. Una y otra vez seguimos necesitando esta sustancia para conseguir más energía, como si fuéramos unos yonquis del azúcar. Una rueda peligrosísima para nuestro cuerpo que, además de favorecer la resistencia a la insulina, afecta directamente al normal discurrir de otra hormona: el cortisol.

Cortisol y adelgazamiento: relación entre sueño y obesidad

El estrés en general, incluido el que provoca el círculo vicioso del azúcar, condiciona la capacidad para dormir adecuadamente y puede que también provoque un aumento de peso. La dificultad para conciliar el sueño supone un estrés fisiológico muy elevado para nuestro organismo: hace que nuestro cuerpo se oxide, que envejezcamos más rápido y que la reparación de todos los tejidos de nuestro organismo —que se realiza cuando dormimos— sea un fracaso. Para entendernos, acostarse para dormir es como enchufar el móvil en la corriente para recargarlo. Si no dormimos, podemos imaginar en qué condiciones estaremos al día siguiente. Y no hablemos ya si estamos así por unos cuantos días.

Sobre todo, si no descansamos, nuestro cuerpo será consciente de que nos encontramos en una situación de peligro y desencadenará todos los mecanismos del estrés. Entonces, como cuando nos enfrentamos a una situación de amenaza, ya sea un jefe especialmente exigente o una circunstancia anormal que nos afecte, el cortisol se encargará de liberar glucosa procedente del hígado y grasas del tejido adiposo a la sangre.

En otros tiempos, este mecanismo podía significar la diferencia entre la muerte y la supervivencia, ya que son nutrientes que permitían al ser humano aguantar más tiempo sin ingerir alimentos. Cuando la situación de peligro finalizaba, todo este tránsito excepcional de hidratos y grasas también hacía lo propio. El estrés moderno, no obstante, no acaba nunca. El vivir bajo presión es un problema de base de las sociedades occidentales contemporáneas. Así, con este flujo de energía sobrante circulando por nuestro organismo demasiado tiempo, lo normal es que tendamos al sobrepeso y, más aún, a la obesidad.

Este exceso de grasa en nuestro organismo, por ende, no hará nada más que empeorar la situación. Cuanto más estrés, más cortisol generará el cuerpo. Estos altos niveles de cortisol aumentan el apetito y esto puede empeorar la obesidad. Pero, además, afectará a otras áreas:

• Neurológica: el cortisol se vuelve tóxico para el cerebro, disminuye la concentración, aumenta la ansiedad y la depresión y provoca ataques de pánico, fobias y alteraciones del sueño

- Inmunológica: la menor actividad inmunológica aumenta la incidencia de infecciones y en algunos casos provocar reacciones autoinmunes

- Cardíaca: el aumento de la presión arterial y del ritmo del corazón y altos niveles de colesterol y triglicéridos, que provocan afecciones cardiovasculares

- Digestiva: los cambios en la actividad digestiva pueden ocasionar gastritis y diarrea.

Si tenemos algún tipo de sobrepeso, más grasas liberaremos en nuestro organismo y mayor será su excedente, lo que convertirá dicho sobrepeso en un estado crónico. De esta situación de estrés crónico y obesidad es muy difícil salir.

Por un lado, deberemos bajar la cantidad de cortisol en sangre disminuyendo nuestro estrés, y el modo de hacerlo es consiguiendo un estado mayor de relajación y durmiendo mejor (en el capítulo 9, página 111, se incluyen unas pautas para dormir mejor). Por otro lado, también deberemos quemar las calorías que nos sobren con una dieta adecuada y ejercicio.

Y aquí es donde surgen los problemas. El ejercicio, contra todo lo que hayamos oído, no siempre puede ser bueno. En este ciclo de estrés-obesidad, un exceso de deporte y de dieta puede alimentar el cortisol, pues también es un factor de presión el tener que suprimir ciertos alimentos de nuestra alimentación. Por no hablar de lo que supone la exigencia de correr más quilómetros para las personas que sufren de obesidad. Si no están supervisados y diseñados al milímetro, el ejercicio y la dieta pueden arruinar nuestro programa de adelgazamiento. Y no solo eso. También pueden provocar, directamente, el efecto contrario. Imaginemos una persona con sobrepeso a quien la dieta y el ejercicio están provocando un estado de tensión y de estrés: lo que puede suceder es que quizás consiga adelgazar unos quilos, pero el exceso de cortisol seguirá ahí, produciendo glucosa.

Además, siempre que tengamos el azúcar alto también estaremos provocando que la insulina esté alta, lo que repercutirá en que las células de todos nuestros órganos sean cada vez más resistentes a que la insulina entre en la célula en compañía de nutrientes como la glucosa. Además, este exceso de insulina hace que el cuerpo acumule grasas en el abdomen —en el caso de los hombres— y en las caderas —en las mujeres—, y que esas zonas continúen creciendo a diferencia de todo el resto del organismo.

De ahí, lo único que puede surgir es una fobia a cualquier tipo de intento de adelgazar y una resignación con un cuerpo que representa un auténtico peligro para la salud. Llegados aquí, hay que volver al punto de inicio: el descanso. En determinadas tipologías de sobrepeso, el nivel de cortisol es el factor diferencial entre el éxito y el fracaso.

En este punto vuelve a salir a flote la necesidad de un descanso reparador, ya que el estrés nos impide descansar y, a la vez, nos genera más estrés, así que hay que romper con este círculo vicioso con relajación y ejercicio físico suave que no llegue a activar otra vez el circuito del cortisol. Una vez consigamos unos niveles de esta hormona más bajos, conseguiremos el anhelado sueño.

Cómo adelgazar sin alterar el sistema hormonal

Para empezar, hay que abandonar el azúcar, responsable de la terrible resistencia a la insulina que conduce a la diabetes y a la obesidad. Además de provocar inflamaciones intestinales derivadas de la alteración de la microbiota que pueden llegar a ser crónicas y desembocar en diversas enfermedades cardiovasculares.

Esta afectación de la microbiota es un proceso destructor parecido al que provocan las harinas refinadas, y su inflamación asociada provoca resistencia a la leptina, hormona que también da la señal de saciedad al cerebro. Al no funcionar este neurotransmisor, aunque comamos, nuestro apetito seguirá siendo muy elevado por lo que seguiremos comiendo en exceso. Este trastorno se ha observado en personas obesas que no consiguen controlar su peso, y un cambio hacia una dieta saludable ha provocado una mayor sensibilidad a esta hormona.

Otro de los imprescindibles para adelgazar de un modo sano es dejar de comer grasas animales ya que debe evitarse la concentración lipídica que provocan en determinadas partes de nuestro cuerpo como el abdomen o los muslos. Por otro lado, es un tipo de alimento en el que abunda el producto no ecológico, criado en explotaciones en las que se abusa de antibióticos, hormonas y otras sustancias que incrementan el crecimiento del animal pero que suponen un peligro para nuestra salud.

Este aviso sobre la comida de procedencia no ecológica es generalizado y afecta también a verduras y hortalizas.

Químicos como los pesticidas tienen una enorme influencia al ser ingeridos y pueden ser considerados un «disruptor hormonal». Las alteraciones que provocan van desde la reducción de la fertilidad hasta el tema que nos ocupa: el incremento de la obesidad.

Una dieta rica en verduras

Así pues, una alimentación rica en verduras debe ser la base de nuestra dieta. Pero no olvidemos que han de ser ecológicas. Y para detectarlas debemos empezar a reconocer los productos de temporada y preferentemente de proximidad, y así nos aseguramos de que sean frescos.

Su consumo sostenido en el tiempo aportará un buen chorro de vitaminas fundamentales para la buena salud de nuestro organismo, además de un gran número de minerales y antioxidantes. Estas serán las responsables del buen estado de nuestra flora intestinal y de que mantengamos bajo control los radicales libres cancerígenos. Por eso, las verduras deben ser omnipresentes en nuestra dieta: deben ser la base de todas nuestras comidas.

Para complementarlas podemos usar también pescado (mejor fresco) y legumbres, proteínas de calidad que ayudarán a estabilizar nuestro aporte variado de nutrientes. Las grasas también deben estar presentes en nuestra dieta, aunque evidentemente, tienen que ser de las buenas. Aguacate, frutos secos, coco o huevos procedentes de criaderos ecológicos nos darán lo que necesitamos. Los aceites refinados, por otro lado, hay que evitarlos aunque se trate de grasas vegetales, ya que tanto si es de oliva, girasol o margarinas, son muy ricos en radicales libres. Como alternativa, podemos optar por el aceite de oliva virgen.

Adelgazar de un modo saludable

Aplicando las recomendaciones dietéticas que acabamos de leer, nuestro cuerpo empezará a perder peso de un modo natural y se alejará del efecto rebote y de las inflamaciones. Para acelerar este proceso podemos recurrir a algunos consejos. Por ejemplo, cenar de modo ligero y no muy tarde, ya que así damos tiempo para una digestión completa antes de acostarnos.

Además, es indispensable el ejercicio físico diario. Lo ideal es combinar distintos ejercicios a lo largo de la semana: de fuerza, de intensidad, de flexibilidad. Así que, incrementando la carga de un modo gradual, si queremos adelgazar y llevar un estilo de vida completamente sano, podemos alternar, por ejemplo, dos sesiones de pilates semanales, dos en las máquinas del gimnasio y además, salir a correr, aunque es preferible hacerlo poco pero con intensidad y no apostar por las largas distancias.

Un estado emocional equilibrado también es fundamental. Técnicas como el *mindfulness*, basado en el trabajo del aquí y el ahora, permitirá apartar los problemas y las preocupaciones de nuestra mente y centrarnos en el mismo momento en el que nos encontramos. Desconectaremos y conseguiremos, de este modo, un merecido descanso, a la par que romperemos con la rueda del estrés que no nos permite dormir y nos hace alimentarnos mal el día siguiente para recuperar —o eso cree la gente— la energía que nos falta.

Si tenemos problemas para descansar, necesitamos melatonina, la gran hormona reguladora del sueño. Podemos incorporar a nuestra dieta, si queremos, alimentos ricos en esta sustancia: picar unas almendras o comer un plátano. El cuerpo nos lo agradecerá.

Adelgazar es fácil si nos ponemos a ello. Solo necesitamos unos pequeños retoques en nuestra dieta y sobre todo mucho ejercicio. Y no nos olvidemos de estar tranquilos y disfrutar del momento.

13

Las emociones.
Hazme reír serotonina

Hay días en que nos sentimos apagados, apáticos. Y no es que haya ningún motivo en concreto que nos entristezca. Es todo. La casa, el trabajo... Nada nos levanta el estado de ánimo. ¿Qué ha pasado? ¿Por qué sólo unos días antes nos sentíamos en perfecto estado y ahora no acertamos a ver la luz al final del túnel?

No somos nosotros. Son las hormonas. Y es una situación que, si se alarga en el tiempo, puede desembocar en enfermedades graves como la depresión o la ansiedad. El neurotransmisor responsable de nuestro estado de ánimo es la serotonina, la llamada «hormona de la felicidad».

Gracias a ella nos sentimos felices y satisfechos con nuestra vida, pero, si sus niveles bajan, solo tenemos ganas de llorar, no podemos concentrarnos, nos enfrentamos al insomnio y a los dolores de cabeza y aún puede ir a más y provocar graves dolencias.

Frente a estados de bajo ánimo, el médico puede recetar suplementos para mejorar el nivel de esta hormona, pero, aunque consigamos elevarla momentáneamente, no solucionaremos el problema que nos atenaza. Si no conseguimos resolver el origen de nuestra poca síntesis de serotonina, en poco tiempo volveremos al ciclo de sentimientos negativos: malhumor, tristeza, etc.

Así que para conocer el complejo mundo de este transmisor empezaremos por su origen.

Una hormona relacionada con nuestras tripas

La serotonina se sintetiza a través de un componente proteico, el triptófano, que, combinado con una enzima, produce esta hormona. Este proceso tiene lugar en el cerebro pero, en su mayoría, se fabrica en los intestinos, por lo que los problemas emocionales suelen tener efectos en el buen tránsito intestinal. Es por este motivo que, cuando estamos nerviosos, podemos sentir malestar gástrico. Una y otra vez se ha demostrado que las personas con dificultades emocionales se deben enfrentar también a desórdenes del aparato digestivo. Estreñimiento, dolores abdominales o diarreas son producto de la íntima conexión que existe entre esta hormona de la felicidad y nuestras tripas.

Los intestinos contienen una capa de vellosidades que participan en la absorción de nutrientes, ahí es donde viven las bacterias que participan en la síntesis de serotonina. Y debajo de esta superficie se encuentra una red de neuronas donde esta hormona llevará a cabo su función.

Por eso es tan malo la toma indiscriminada de antibióticos ya que estos arrasan con nuestra flora intestinal. Para combatir las enfermedades, terminamos creando un problema aún peor. Por eso, si hemos estado tomando antibióticos o sabemos, a través de un test de heces, que nuestra microbiota intestinal está alterada, deberíamos plantearnos regularla con probióticos. Aunque no con unos cualquiera, pues la especie de bacteria que participa en la fabricación de serotonina es muy concreta y es esa la que deberemos potenciar. Por esta razón, siempre es mejor ponerse en manos de un especialista.

Recientemente, la ciencia está estudiando el uso del trasplante de bacterias intestinales para mejorar el ecosistema que vive en nuestro interior. Parece una estrategia alucinante pero aún es más sorprendente el método que utilizan para conseguirlo. Estudios recientes con ratones han revelado que el trasplante de heces supone mejoras en los parámetros de salud emocional, así como el control de peso y la salud en aquellos que presentaban una alteración en la microbiota. Existen proyectos de investigación donde se está aplicando con humanos, y las expectativas de los especialistas son muy altas. Además, una alteración en la microbiota de nuestros intestinos puede afectar directamente al cerebro y provocarnos trastornos emocionales y psicológicos.

Cómo saber si nos falta serotonina

No hace falta estar deprimido para detectar un nivel bajo de serotonina. Los científicos han definido un paso previo para descubrir la carencia de esta hormona: el neuroticismo. Se trata de un rasgo psicológico presente en algunas personas que puede hacerlas más propensas a la depresión. Mediante un sencillo test, se puede determinar si padecemos este estado previo a la enfermedad. Este cuestionario incide en distintas áreas de nuestra personalidad.

- Inseguridad emocional

- Tristeza

- Cambios anímicos bruscos

- Tendencia a enfadarse

- Poca tolerancia al estrés

- Ansiedad e irritabilidad

- Preocupaciones constantes

- Dificultad para relajarse

- Evocación de recuerdos negativos

- Dificultad para conciliar el sueño

- Tendencia a la culpabilidad

- Solitario, tímido

Ante estas características, típicas del neuroticismo, una persona presentaría un mayor riesgo de sufrir depresión o ansiedad. Pero existen más factores que pueden hacernos más propensos a la depresión. La relación entre estrógenos y serotonina, por ejemplo, hace que las mujeres tiendan a sufrir estados depresivos más que los hombres.

Cuando las hormonas sexuales están altas, la serotonina también está elevada. Así que no es difícil deducir lo que puede resultar frente a la menopausia, un estado de ánimo cercano a la depresión. Pero no hay que desanimarse.

La depresión nace en nuestro organismo, por lo tanto existe un modo para hacerle frente.

Qué hacer para mejorar la serotonina

La hormona de la felicidad está directamente relacionada con nuestras tripas, lo que nos lleva a concluir que tener una buena flora intestinal será la mejor vía para incrementar la síntesis de serotonina en nuestro organismo. Así de fácil.

En general, deberemos abandonar las dietas ricas en grasas y en azúcares y apostar por las verduras, las frutas, las semillas, el pescado y alimentos probióticos como el chucrut, el kéfir, el miso o el té de kombucha.

También intentar mantener un buen equilibrio emocional permitirá un mejor funcionamiento intestinal. Así que, si nuestra vida está llena de estrés, debemos hacer algo. Meditar, respirar, salir a pasear por la montaña... Existen mil alternativas. Lo que no es sostenible ni nada apropiado para nuestra salud es vivir en este estado de ansiedad.

El triptófano

Otra manera de potenciar la fabricación de serotonina es cargar bien al cuerpo con los precursores de esta hormona. El triptófano, por ejemplo, es esencial para su síntesis. Con esta sustancia obtendremos la base para que nuestro organismo se ponga a producir la «llave de la felicidad».

Algunos alimentos ricos en triptófano son:

• Legumbres

- Quesos y carnes

- Nueces

- Semillas de sésamo y chía

Ingerir triptófano, de por sí, no asegura la creación de serotonina. Debemos crear un ambiente propicio para que nuestro cuerpo se ponga a generar esta hormona. El estrés o el sobrepeso interfieren en la producción de este neurotransmisor, como hemos visto en capítulos anteriores.

El problema de la inflamación

Situaciones de presión emocional o de exceso de grasa en la tripa estimulan el crecimiento de los macrófagos del sistema inmunitario, que circulan en mayor número por nuestro organismo. Esto crea una situación en la que en nuestro cuerpo abundan las citoquinas inflamatorias y esto es un obstáculo para la segregación de serotonina.

Hay alimentos, como los cereales con gluten, que empeoran las cosas. Así que para predisponer al cuerpo para la fabricación de serotonina hay que evitar los nervios y llevar una vida tranquila. Dormir mucho ayuda a crear un ambiente de relajación, y para ello, por supuesto, es necesario no llevarse los problemas del trabajo a casa y hacer deporte moderadamente.

El desequilibrio de la flora de nuestros intestinos también puede aumentar esta inflamación contraria al neurotransmisor que tanto necesitamos. Existen tipos de bacterias que pueden aumentar el estado de hinchazón, como la *Escherichia coli*. Este pequeño organismo vive en nuestras tripas y no suele provocar ningún problema; aun así, las complicaciones pueden venir si se produce su crecimiento por encima de lo normal, lo que provocará inflamación y dificultará la síntesis de serotonina.

De hecho, a partir de cierto punto, esta hinchazón intestinal asociada a la *E. coli* puede provocar complicaciones digestivas. Quizás lo hayamos vivido durante algún trayecto por el extranjero, ya que es la conocida como «diarrea del viajero». Comida en mal estado o manipulada inadecuadamente o el agua que ha estado en contacto con heces puede contener esta bacteria, que provoca enteritis o inflamación del intestino delgado. Este es un caso extremo de inflamación, pero demuestra los peligros de esta bacteria.

Cómo reducir la hinchazón intestinal

Ya hemos visto que la inflamación de nuestras tripas es un gran impedimento para conseguir el equilibro emocional sano y saludable que necesitamos. Pero existen componentes de nuestra dieta que pueden rebajar este estado alterado de nuestros intestinos y conseguir una mayor producción de serotonina.

El omega-3, por ejemplo, reduce esta hinchazón. Se trata de una grasa poliinsaturada que nuestro cuerpo no puede fabricar. Es muy beneficiosa para nuestro organismo y la podemos encontrar en distintos alimentos:

• Pescado: sardina, caballa, atún

• Frutos secos

• Aceites vegetales como el de girasol

Los polifenoles también resultan muy beneficiosos. Se trata de sustancias químicas que activan las bacterias de nuestro intestino. El vino, los frutos del bosque, el chocolate o el café son algunos de los alimentos que contienen estos componentes en abundancia.

Probióticos y prebióticos

Los probióticos mejorarán también el estado de nuestra microbiota. Se trata de alimentos que, al estar fermentados, contienen bacterias que pueden mejorar nuestra flora intestinal.

• Yogur, kéfir, queso y otros lácteos

• Chocolate

• Pepinillos

• Sopa de miso

• Té de kombucha

Y no podemos olvidar también los prebióticos. En este caso son sustancias que no podemos digerir pero que hacen crecer algún tipo de bacterias benefiosas en nuestras tripas: La fibra soluble de las manzanas, la pectina, que se activa al estar cocinada

Almidón del arroz integral, las legumbres y las patatas (y mucho más cuando estos alimentos están fríos, porque su almidón se retrograda y se convierte en el llamado almidón resistente, capaz de llegar hasta las bacterias del intestino intacto y alimentarlas notablemente; así que cuando cocinemos patatas al horno, hagamos de más y guardémoslas para el resto de la semana en la nevera).

Como vemos, existen muchas opciones para mejorar el nivel de nuestra serotonina. Para empezar, debemos conseguir llegar a un estado emocional tranquilo y relajado ya que, si no, nuestro organismo entrará en un estado de hinchazón crónica que impida la creación de esta hormona. La situación de estrés permanente, por ejemplo, nos sumergirá en un círculo vicioso de infelicidad ya que nuestro propio cuerpo será incapaz de segregar las sustancias que necesita para sentirse con un mejor estado de ánimo.

El sobrepeso tampoco favorece la serotonina. La grasa abdominal es otro de los factores que potencian las citoquinas inflamatorias y, por lo tanto, inhibe la creación de más neurotransmisores. En este punto, el deporte y una dieta más ajustada a nuestras necesidades individuales pueden resultar fundamentales.

Así, reafirmamos que existen diferentes alimentos que pueden resultar muy beneficiosos gracias a sus múltiples y sorprendentes componentes. El omega-3 bajará la hinchazón, el triptófano dará combustible al cuerpo para crear serotonina y los probióticos y prebióticos sanarán la flora intestinal hasta crear un ecosistema favorable a la creación de la hormona de la felicidad. Estar bien es fácil, tan solo hay que proponérselo.

14

Fluir con el estrés para sacarle partido

Se ha hablado tanto del estrés en nuestros días que lo asociamos prácticamente a todo y, muchas veces, lo diagnosticamos mal. Además, se trata de un mecanismo defensivo del cuerpo que no es malo en sí mismo. Solo es una estrategia de supervivencia que nos ha ayudado frente a multitud de peligros.

El estrés es la reacción que tiene el cuerpo frente a un desafío. La entrega de un trabajo, una carrera deportiva o un accidente son situaciones en las que el estrés nos ayuda positivamente.

Al percibir ese estímulo de urgencia, nuestro cuerpo adopta una serie de cambios que nos hacen, por momentos, más atentos, más rápidos y más fuertes, lo que nos permite hacer frente a esa situación excepcional.

Para empezar, el hipotálamo, la glándula que tenemos en el cerebro, estimula otra glándula, la pituitaria, que desde su posición en la base de la cabeza desata un torrente hormonal de adrenocorticotropa (ACTH), encargada de estimular las glándulas suprarrenales (encima de los riñones) para que fabriquen cortisol.

Esta hormona aumenta el nivel de glucosa en sangre, con lo que disponemos de más energía, además de permitir una mayor vasodilatación y, por lo tanto, más bombeo de sangre. Por otro lado, reduce los efectos inflamatorios que nos podría provocar una lesión. Nos volvemos, momentáneamente, más capaces de afrontar cualquier peligro.

El propio cortisol cierra el circuito volviendo a estimular el hipotálamo que, a su vez, encarga a la pituitaria que rebaje la producción de tirotropina, la hormona que excita la tiroides. Gracias al control de esta hormona, no almacenamos las grasas, sino que las quemamos para disponer de energía al máximo y agilizamos, así, el funcionamiento del metabolismo.

No obstante, no hay que cantar victoria con el adelgazamiento porque más bien ocurre lo contrario. Con la finalidad de tener el máximo de combustible posible, las glándulas suprarrenales segregan aldosterona, lo que permite también al organismo usar el músculo para obtener más energía, glucosa, que, esta vez sí, será almacenada como grasa para ser utilizada en caso de necesidad. Así que ahí radica la causa de que engordemos a causa del estrés.

Para evitar este proceso de aumento de grasas que desencadena el cortisol, hay que llevar una buena alimentación proteica y rica en minerales que quizás eviten que el cuerpo se sirva de la glucosa de los músculos, lo que provoca el almacenamiento de grasas.

Todo este proceso y los cambios que produce en nuestro organismo no son más que la respuesta natural frente a una amenaza con la que, en cierto modo, nos transformamos en «superhombres» o «supermujeres» durante un periodo de tiempo en el que enfocamos gran parte de nuestro esfuerzo a superar una dificultad. Hasta aquí todo bien. Esta es la parte del estrés que no suele contarse, que es perfectamente positiva y que todos sentimos en algún momento de nuestras vidas al enfrentarnos a experiencias nuevas que requieren la alerta de todos nuestros sentidos.

El estrés crónico

El problema surge cuando este estrés se convierte en crónico. La situación de peligro no termina nunca y la permanencia de esa tensión física y emocional puede hacer aparecer sensaciones de nerviosismo, frustración y furia.

Y esto es solo el comienzo, ya que esta situación puede convertirse en un problema de salud mucho más grave. El factor estresante ha desaparecido pero nos seguimos comportando como si siguiera allí. El cuerpo sigue preparado para enfrentarse a un enemigo que es imaginario y eso provoca una permanente sensación de ansiedad.

Esta situación puede ser debida al trabajo, a problemas económicos o a una relación infeliz con nuestra pareja o familia. La cuestión es que esta se alarga en el tiempo y el cuerpo empieza a sufrir complicaciones.

• Sobrepeso

• Diabetes

• Presión alta

- Insuficiencia cardíaca

- Ansiedad, depresión

- Enfermedades cutáneas

- Trastornos en la menstruación

Además, hay señales que nos indican que la situación de estrés crónico está empeorando. El problema es que no parecen tener nada que ver con ello, por lo que podemos estar sufriéndolos y atribuirlos a cualquier otra causa.

- Diarreas o dificultad para ir al baño

- Migrañas

- Problemas de memoria y falta de concentración

- Trastornos sexuales

- Insomnio o exceso de sueño

- Rigidez de cuello

- Agotamiento

- Oscilaciones bruscas de peso

Estos síntomas pueden empeorar y desencadenar una respiración acelerada, taquicardias y sensación de vértigo y de pánico. En una situación así es mejor buscar la ayuda de un profesional.

El síndrome del boina verde

Uno de los cuadros clásicos de esta enfermedad se da en los militares que han vivido una situación de peligro y que, como consecuencia, experimentan una constante sensación de estrés aun cuando los factores de riesgo han finalizado.

Durante el periodo en el que sentían la amenaza, el sistema nervioso simpático de activación se ponía en marcha para dar lugar a una respuesta de lucha o de huida. El cuerpo desencadenaba una reacción natural con una cascada hormonal de adrenalina, noradrenalina o cortisol. Una vez terminados los combates, su cuerpo seguía sintiendo un fuerte estrés, cuando en realidad debería estar disfrutando del descanso y relajarse con los amigos o la familia.

Esto es debido a que el estrés es una respuesta del organismo diseñada para responder durante un corto periodo de tiempo. Si la sensación de amenaza se alarga, se entra en el terreno de las patologías: ansiedad, depresión, insomnio... Además, la excesiva liberación de hormonas del estrés provoca inmunodepresión, por lo que se pueden añadir todo tipo de consecuencias fisiológicas: obesidad, alergias, úlceras o cardiopatías.

La mala alimentación también provoca estrés

No hay que pensar que solo las situaciones extremas desencadenan estrés. Comer mal también es percibido como un peligro para el cuerpo, que desencadena sus mecanismos de defensa para sobrevivir. El daño que nos producen determinados alimentos va mucho más allá de lo que podríamos imaginar.

Es una situación en la que nuestro organismo vive lo mismo que nosotros mismos en situaciones de nervios, como por ejemplo en la oficina, donde podemos terminar agotados. Estos alimentos, igual que las situaciones con exceso de tensión, nos ponen en un contexto de amenaza en la que el organismo reacciona de una determinada manera para garantizar su supervivencia.

Cuando ingerimos comida basura, ponemos el cuerpo al límite ya que el exceso de determinadas sustancias como sal, grasas o azúcares desequilibra la llamada homeostasis de nuestro organismo. O lo que es lo mismo, los líquidos que circulan por nuestro cuerpo, los cuales tienen una determinada composición con distintas sustancias en disolución que permiten al cuerpo funcionar a la perfección.

El abuso de algunos alimentos rompe este equilibrio y pone a nuestro organismo en peligro. En cierto modo, con la comida basura castigamos nuestro cuerpo. Teniendo esto en cuenta, resulta increíble que la gente siga comiendo pizzas y hamburguesas.

Para volver a su estado normal, el cuerpo debe entrar en una situación de emergencia: el estrés. Entonces, pone en marcha toda una serie de mecanismos para salir de la zona de peligro. Esto es lo que sucede con la sal, por ejemplo. Comiendo patatas fritas abusamos de esta sustancia, perdemos nuestro equilibrio y el organismo da la señal de alarma.

Manda información a los centros nerviosos y unas hormonas activan la sed. Al beber gran cantidad de agua y minimizar la orina para no perder líquido conseguimos diluir el peligroso exceso de sal. Si eso sucede regularmente, acabamos deteriorando un complejo sistema de emergencia que incluye diversas hormonas, así como el deterioro del riñón.

El resultado no es otro que la hipertensión, por supuesto. Pero no solo eso. Nuestro cuerpo se vuelve más débil y puede sucumbir a cualquier enfermedad cardiovascular. Y así con todas las sustancias que, en exceso, ingerimos con la comida procesada: el azúcar rompe el mecanismo regulador de la insulina, que puede provocar diabetes, y las grasas obstruyen nuestras arterias. Así que está en nuestras manos no poner a nuestro organismo en peligro con la comida.

Cómo enfrentarse al estrés

Dejar de alimentarse de comida basura es un primer paso, pero, ¿cómo superar esas situaciones cotidianas que nos provocan ansiedad y que tan mal pueden hacer a nuestro cuerpo?

Evasión

Para empezar, lo que mejor funciona en estas situaciones es la evasión. Simple y llanamente, evitar el foco de conflicto que nos provoca esta situación traumática. Puede ser un compañero de trabajo, una expareja o una determinada hora del día en que hay demasiado tráfico. Es preciso buscar una distracción o eludir ese momento directamente. Quizás se pueda pensar que es una reacción cobarde, pero le estamos dando al cuerpo exactamente lo que nos está pidiendo: una huida. El estrés está diseñado para eso, así que no nos sintamos culpables.

Anticipación

A veces, no obstante, no podemos evitar una determinada situación. Por el motivo que sea. Quizás se trate de un familiar cercano el que nos provoca ansiedad, o de nuestro jefe, de quien dependemos para conservar el puesto de trabajo. En esos momentos debemos recurrir a la anticipación. Hay que preparar el cerebro para el momento en que ese conflicto inevitable llegue y, así, en cierto modo, dosificamos la ración de estrés diaria que vamos a recibir.

Siguiendo con el ejemplo del jefe, quizás sepamos en qué horas anda por la oficina o qué tipo de tareas suele pedir con más urgencia. Así, entrenamos el cerebro para el momento en que va a sufrir los daños y minimizamos la tensión que vamos a tener que soportar.

Cómo reducir el estrés

Si ni la huida ni la anticipación son suficientes, debemos trabajar para disminuir el estrés y evitar que se vuelva crónico. El estrés en sí no es malo, aunque sí lo son los efectos que se perpetúan en el tiempo. Si reducimos estos efectos negativos, conseguiremos mantenerlo bajo control. Después del suceso estresante que un día tras otro nos mortifica, deberemos recurrir a técnicas para relajarnos, meditar y controlar la respiración.

A través del yoga, por ejemplo, se puede regular la inhalación y espiración de aire y llegar a controlar la mente. Con la respiración abdominal se consigue hinchar las costillas y poner en marcha multitud de músculos del cuerpo. Al repetir este ejercicio se consigue que el ritmo cardíaco descienda y que se reduzcan los síntomas del estrés.

La relajación, por otro lado, también puede funcionar como inhibidor de los síntomas de una situación conflictiva. Para empezar, debemos pensar que los músculos están siempre en un estado de relajación o de contracción. El estrés aún los contrae más, así que destensarlos consigue grandes progresos para combatir sus efectos. Para hacer una sesión de relajación, debemos cerrar los ojos y empezar a contraer y relajar distintas partes del cuerpo. Empezamos por los pies y vamos subiendo hasta llegar a los músculos de la cara. Para evolucionar más en esta relajación, podemos tumbarnos en el suelo y, después de empezar el ejercicio descrito, concentrarnos en notar como cada parte del cuerpo pesa cada vez más. Con esta técnica se consigue una gran disminución de los síntomas del estrés.

Meditación y *mindfulness* contra el estrés

Para terminar, otro ejercicio muy útil es la meditación, focalizar la mente para conseguir un estado de equilibrio. Podemos utilizar la repetición silenciosa de una palabra, sin prisas y durante unos diez minutos. Necesitaremos un lugar en silencio en el que nadie nos interrumpa y ponernos cómodos e intentar que ningún pensamiento nos asalte la mente. Debemos recurrir a alguna imagen tranquilizadora para que la meditación surja efecto. Puede ser un recuerdo de algún espacio natural o alguna música calmada y agradable.

Una técnica que incluye la meditación es el *mindfulness*, un proceso de autoconciencia para conseguir reducir la tensión diaria y vivir más conectado con el momento presente. Se trata del uso de distintas estrategias para dejar a un lado los recuerdos del pasado y las necesidades futuras y centrarse en el ahora. Esta práctica pretende evitar una tendencia muy actual, que es la de ausentarse continuamente y divagar con pensamientos que no nos sirven para el momento en el que podamos encontrarnos.

Coaching para el estrés

Otra forma de hacer frente al estrés es el *coaching*. Se trata de una técnica en la que la figura del *coach* emerge como el encargado de detectar los límites que provocan el estrés en la persona afectada y ayudarle en su adaptabilidad para conseguir reducir esta tensión. Eso permite que las personas evolucionen y experimenten cambios cognitivos, emocionales y conductuales que alejan el estrés de sus vidas. Con una mayor preparación para afrontar estos desafíos, se consigue aumentar la predisposición para enfrentarse a las dificultades y asumir la incertidumbre que provocan los cambios.

De hecho, son importantes los recursos psicológicos de que uno disponga para no percibir una situación como estresante. Ahí es donde reside la clave. Una misma experiencia puede ser vivida por alguien como muy tensa y para otra persona como una mayor fuente de productividad. ¿Por qué? Puede ser por los valores familiares aprendidos o por las situaciones personales que hemos vivido a lo largo de la vida, pero lo cierto es que acudiendo a psicoterapia podemos aprender estrategias que nos permitan aplicar nuevos patrones de pensamiento a la situación que vivimos como estresante y que, después de este trabajo psicológico, pueda ser percibida de otro modo.

La ansiedad y el estrés son una epidemia en nuestros días. Así que debemos procurar encontrar momentos para relajarnos y disfrutar conscientemente de la compañía de amigos y familia. Somos responsables también de adoptar costumbres saludables en nuestra vida diaria como disfrutar de un merecido descanso, no fumar ni abusar del alcohol, comer de forma saludable y practicar deporte con asiduidad. Solo así conseguiremos mantener el estrés a raya.

15

La menopausia: un proceso fascinante

La desaparición de la menstruación suele ser un momento temido por las mujeres. Se vive como una situación traumática en la que, a la pérdida de la fertilidad, se le añaden componentes sociales y culturales. Es un tabú que se comenta entre cuchicheos, por lo bajo, como si el cuerpo femenino solo sirviera para una cosa. La poderosa imagen de la mujer procreadora de vida acaba cegando todo lo demás.

También hay mujeres que viven este proceso directamente como una liberación. La menstruación, ese visitante mensual ineludible que tantos trastornos les ha provocado en el cuerpo a lo largo de su vida, se termina por fin. No es tampoco un punto de vista desdeñable.

Son jóvenes (cincuenta años hoy en día no son nada), y con una buena parte de la vida por delante, que acaban de soltar lo que muchas creen que es un lastre. Aun así, cuando llegan los temidos efectos asociados a la pérdida del ciclo menstrual, todo cambia.

Ni una cosa ni la otra. La menopausia ni va a «liberar» nuestro cuerpo ni significa que alguien sea «menos» mujer. Es un proceso que debe ser vivido con naturalidad. Una parte más del complejo ciclo del cuerpo que va ligado estrechamente a la salud reproductiva, como la pubertad o el embarazo. No se puede entender una cosa sin la otra y este proceso nos da la maravillosa oportunidad de conocer un poco más el cuerpo femenino y nos permite vivir su infinita gama de matices en todo su esplendor.

La bajada de estrógenos

La menopausia se produce alrededor de los cuarenta y cinco años, cuando los ovarios dejan de fabricar estrógenos. Este descenso se produce progresivamente y de un modo distinto en cada mujer. Puede durar de días a meses y, mientras a algunas les provoca la práctica ausencia de menstruación, en otras viene acompañado de sangrado abundante e irregular.

El estrógeno no es la única hormona que disminuye su presencia en el organismo. La progesterona también desaparece con este. Todos estos cambios hormonales son los responsables directos o indirectos de las numerosas —y temidas— consecuencias que provoca la desaparición de la menstruación.

Sofocos, disminución del deseo sexual o problemas para conciliar el sueño son algunas de las más conocidas. Aunque cause alarma, todo ello tiene una explicación. El insomnio es causado por la pérdida de niveles de serotonina, una hormona asociada al estrógeno que nos permite dormir profundamente. Y seguro que todos hemos conocido a alguna mujer de nuestra familia que anda todo el día con el abanico durante ese periodo. Eso no es más que un desequilibrio de la regulación de la temperatura corporal relacionado con el metabolismo del colesterol.

Aunque todo eso son síntomas de los cambios en el cuerpo femenino, son solo anécdotas comparado con los trastornos que se producen en todo el organismo.

Unas cuantas funciones se ven afectadas a partir de ese momento, aunque parezca que poco o nada tienen que ver con el aparato reproductivo. Aun así, participan del ciclo de las hormonas sexuales de algún modo. Las enfermedades derivadas de la menopausia son muchas y variadas:

• Visión: cataratas, glaucoma

• Huesos: osteoporosis, dificultad de fijación del calcio

• Problemas de memoria, ansiedad

Los problemas del tratamiento hormonal sustitutorio (THS)

Ante todos estos riesgos, los médicos no dudan en suministrar estrógenos a sus pacientes. Aunque tomar suplementación puede aliviar momentáneamente los desajustes que se producen con la menopausia, no se trata de una solución a medio plazo. Tomar pastillas que incrementan el nivel de estrógenos y que, a veces, pueden ir acompañadas de un aumento de la progesterona, también conlleva sus peligros:

• Mayor incidencia de cáncer de mama

• Accidentes cardiovasculares

- Enfermedades del corazón

- Trombosis pulmonar

Se trata de trastornos graves que deben llevarnos a valorar si la mejora que conlleva el tratamiento en cuanto a la menstruación vale la pena comparado con los riesgos que tiene asociados. No a todas las mujeres les funciona, ya que para muchas les supone un mayor riesgo de padecer cáncer.

El Women's Health Initiative ('iniciativa para la salud para la mujer'), proyecto que llevó a cabo el Instituto de Salud de los Estados Unidos en 1991, analizó dos estudios sobre el efecto en el riesgo de padecer cáncer por la terapia hormonal sustitutoria que incluían a 18.500 mujeres, y llegó a la conclusión de que el tratamiento con estrógeno y progestina (sustancia sintética con efectos parecidos a la progesterona) estaría relacionado con una mayor incidencia del cáncer de mama, además de incrementar el riesgo de padecer cáncer endometrial.

Es por eso que cada vez más médicos buscan medidas alternativas. La nutrición o la fitoterapia pueden ser opciones muy válidas para tratar la menopausia. Una buena alimentación y un estilo de vida saludable también pueden convertirse en la clave para poder vivir la menopausia como lo que es: un proceso fisiológico natural y no una enfermedad.

Una dieta rica en estrógenos

En la gran farmacia que es la naturaleza, existe un componente que tiene una estructura parecida al estrógeno. Es el llamado fitoestrógeno, que, como si de un doble se tratara, es capaz de activar los mismos receptores que la hormona sexual femenina, consiguiendo, así, activar de un modo más débil las mismas funciones asociadas al estrógeno.

Aunque esto no es todo, ya que al poner en marcha este mecanismo también conseguiremos mejorar la absorción de calcio en los huesos, regularemos los niveles de colesterol o prevendremos las pérdidas de memoria. Y lo mejor es que nos ahorrará los temidos efectos secundarios de las terapias sustitutorias químicas.

El componente esencial que necesitamos es la isoflavona, un componente vegetal que encontramos en distintos tipos de alimentos:

• Legumbres (sobre todo soja)

• Cereales integrales

• Frutas del bosque

• Frutos secos

• Sésamo

• Kuzu

• Derivados de la soja como el miso o el tamari (eso sí, hay que evitar la soja más industrializada como la leche de soja, el tofu y los yogures)

• Las semillas de lino

Además de regular las funciones asociadas a los estrógenos gracias a la activación de sus receptores, las isoflavonas incrementan el metabolismo de las grasas, con lo que nos favorecerá si necesitamos adelgazar.

No obstante, no todo son alegrías. Para beneficiarse de esta dieta y aumentar la actividad estrogénica necesitamos un componente derivado de la isoflavona: el equol. Esta sustancia solo puede sintetizarse si tenemos una flora intestinal sana. Lo que nos hace falta son unas bacterias que habitan en el colon y que se pueden obtener a partir de ciertos alimentos:

- Almidón resistente: patata, boniato, arroz integral (pero hay que ir con cuidado con el almidón, ya que solo aparece cuando se enfría el alimento, así que cuando cocinemos patatas o boniatos al horno o cozamos arroz integral, es recomendable hacer de más para guardarlo en la nevera y poder comerlo los siguientes dos o tres días; si se prefiere, se podrá volver a calentar, pero solo un poquito y a temperatura templada, sin sobrepasar los 90 o 100 grados)

- Fruta: plátano verde, manzanas, frutas del bosque

- Grasas sanas: aguacate, huevo, coco, pescado azul, frutos secos

Además, para garantizarnos la presencia de equol, debemos reducir el consumo de antibióticos y, si los hemos tomado, es una buena idea plantearse hacer una carga de probióticos para asegurar repoblar bien nuestro intestino de bacterias sanas.

El problema de la testosterona

Durante la menopausia, habremos oído mil veces los problemas que se avecinarán a causa de la bajada de los estrógenos. Otra que disminuye es la testosterona, cuya síntesis se detiene. Es por eso que muchas mujeres, en ese punto, pueden sufrir la falta de esta hormona.

Aun así, poseemos suficiente cantidad de testosterona para utilizarla para nuestros propósitos: mantener el suministro de estrógenos a nivel local.

Gracias a una enzima, la aromatasa, podremos convertir la testosterona en estrógenos. La aromatasa, además de participar en la síntesis de hormonas sexuales femeninas, se modula para tratar enfermedades cancerígenas, ya que los estrógenos pueden favorecer ciertos cánceres. Así que un exceso de aromatasa en nuestro organismo tampoco será positivo.

En cualquier caso, si siempre habíamos entendido la testosterona como una hormona sexual masculina, ya es hora de empezar a cambiar de parecer. Puede resultar la clave para que vivamos una menopausia feliz. Además, la falta de testosterona —que también disminuye con la menopausia— conlleva también una serie de trastornos:

- Desmotivación y cansancio

- Pérdida de memoria

- Depresión

- Sobrepeso

- Enfermedades cardiovasculares

- Riesgo de ateroesclerosis (estrechamiento arterial por exceso de lípidos en sangre)

- Disminución de la masa muscular; esta es la responsable, además, de que perdamos los glúteos firmes y de que la piel quede colgando debajo de los brazos

Además, la testosterona protege contra la osteoporosis y nos hace estar de más buen humor, permitiéndonos una mayor tolerancia al estrés.

Para mejorar la testosterona, lo fundamental es seguir haciendo ejercicio con la edad. No se trata solo de pasear. Se trata de hacer deporte con mayúsculas. Cada uno con sus limitaciones pero realizando series de fuerza como pesas o subir escaleras, lo cual aumentará la presencia de estas hormonas en nuestro organismo.

El insomnio

Aún nos queda tratar uno de los grandes problemas de la menopausia: el insomnio. Para asegurar un estilo de vida saludable, necesitamos dormir bien y descansar por las noches, y ese es uno de los principales problemas con la retirada de la menstruación.

Si no conciliamos el sueño en condiciones, las implicaciones para nuestra salud pueden ser diversas, aunque todas ellas negativas. Como hemos dicho, el responsable de este trastorno es la serotonina, a la que podríamos llamar «hormona del descanso». Sus niveles han disminuido y están asociados a la desaparición progresiva de los estrógenos.

Y no se trata de dormir mejor. Los sofocos también están ligados a la serotonina, ya que su disminución conlleva una peor regulación de la temperatura corporal. Así que si mejoramos la serotonina, no solo favoreceremos el sueño, sino que también solucionaremos el problema de los calores.

Algunas hierbas y alimentos pueden ayudarnos a mejorar los niveles de esta hormona en nuestro organismo:

- Cúrcuma

- Azafrán

- Hierba de san Juan

- Regaliz

- *Angelica sinensis*, o dong quai

- *Actaea racemosa*, o cimífuga

El consumo de estos distintos elementos como condimento de los alimentos o bien su toma como suplementos de herboristería puede ser un gran aliado en la lucha contra los efectos colaterales de la menopausia.

16

Disruptores endocrinos. La gran amenaza de la actualidad

Muchas de las sustancias que nos rodean pueden afectar a nuestra salud hormonal. Se trata de productos químicos naturales o creados artificialmente por el hombre que interfieren en nuestro sistema hormonal y que son usados en multitud de productos. Pueden ser cosméticos y detergentes de uso diario, así como pesticidas o herbicidas o elementos que son añadidos en plásticos y en otros procesos industriales.

Los estrógenos como el estradiol y el estriol son los más afectados por el contacto de nuestro cuerpo con estas sustancias, aunque no son los únicos. Los disruptores endocrinos pueden interferir también en el funcionamiento de la testosterona y de hormonas tiroideas o adrenales como la corticosterona.

Una mímesis perjudicial

Los disruptores endocrinos son llamados también xenohormonas (u «hormonas extrañas») porque, aunque provienen del exterior de nuestro organismo, son tan parecidos a determinadas hormonas humanas que interfieren en los procesos fisiológicos naturales.

Entre otras alteraciones pueden provocar:

- La unión con el mismo receptor celular de los estrógenos o de los andrógenos, provocando sus mismas reacciones químicas en el organismo

- Bloqueo de los receptores hormonales e impedimento de la acción normal de las hormonas

- Interferencias en la creación, destrucción, transporte o funciones de cualquier hormona

- Alteración de los nieles hormonales del organismo

- Modificación de los genes que codifican la actividad de las hormonas y de sus células diana

Aunque la lista de efectos de los disruptores endocrinos los describa como muy graves, son sustancias que todavía están muy presentes en nuestro entorno. Deberemos ser nosotros quienes nos informemos y tengamos cuidado de no entrar en contacto con ellas, ya que pueden tener efectos devastadores en el embarazo, en el desarrollo normal de la adolescencia o generar trastornos psicológicos y conductuales en la edad adulta, así como infertilidad y cáncer o trastornos neurológicos.

Un peligro variado

Son diversas las fuentes de disruptores endocrinos a las que nos podemos enfrentar:

- Naturales animales: se segregan de forma natural en seres humanos y animales como las hormonas sexuales

- Naturales microscópicas y vegetales: fitoestrógenos, sustancias químicas que se encuentran en plantas como la soja, la alfalfa o toxinas que provienen de determinados hongos

- Artificiales: pueden ser sintéticas, si fueron creadas con la intención de incidir en el sistema hormonal como anticonceptivos, tratamientos de sustitución hormonal; o bien sustancias químicas que la industria utiliza en productos agrícolas, de limpieza o en bienes de consumo en forma de plásticos, pinturas, aditivos, etc.

Aunque la aparición de estos disruptores se inició a principios del siglo XX, no fue hasta mediados de siglo que se empezaron a detectar una gran cantidad de enfermedades que podrían estar relacionadas con ellos:

- Alteraciones de la tiroides

- Problemas de crecimiento

- Disfunción del aparato reproductor masculino

- Infertilidad

- Desviación de caracteres sexuales

- Mayor incidencia de cáncer

- Problemas inmunológicos

- Riesgo de alergias

- Alteraciones neurológicas

- Dificultades conductivas

- Cuadro inflamatorio

- Mayor propensión a la diabetes y al sobrepeso

- Mayor permeabilidad digestiva

A día de hoy, las evidencias de que los disruptores endocrinos provocan estas enfermedades están comprobadas por la comunidad científica, que recomienda evitar su exposición a toda costa.

Cómo detectar los disruptores endocrinos

Las sustancias que afectan a nuestro sistema hormonal se pueden encontrar en cualquier parte: en casa, en el trabajo, en los medios de transporte. La prevalencia de estas sustancias en la industria hace que nos enfrentemos a un enemigo invisible que es prácticamente omnipresente. Ya sea porque son utilizados de forma intencional o porque han sido vertidos accidentalmente en el aire o en el agua, su incidencia es tal que muchos países han empezado a legislar sobre su uso.

La Unión Europea lleva dos décadas trabajando al respecto y poniendo especial énfasis en evitar el daño que estas sustancias provocan en los fetos de las mujeres embarazadas y en los lactantes, ya que las alteraciones que pueden crear pueden ser muy profundas.

Los estudios llevados a cabo para detectar el origen de los disruptores endocrinos han revelado que su presencia está muy extendida. En el aire de las viviendas, por ejemplo, se han encontrado gran cantidad de compuestos orgánicos volátiles o directamente en las cunas de los bebés con colchones de poliuretano, que también emiten una gran cantidad de sustancias perjudiciales.

Algunas profesiones conllevan también mayores riesgos, como la de marinero, ya que entran en contacto con las pinturas de los barcos, o la de cajera de supermercado, en fricción casi permanente con el bisfenol A de los tickets de la compra. Y así hasta un montón de situaciones peligrosas: la laca en el cabello en la adolescencia, las casas cerca de gasolineras...

Cómo protegernos

Los disruptores endocrinos suponen una amenaza global de gran gravedad para nuestra salud. Son persistentes, los almacenamos en el tejido adiposo y afectan a todos nuestros sistemas fisiológicos, llegando a influir en los genes, lo cual se transmite de generación en generación.

Pero aún hay esperanza. Aunque no podamos aislarnos completamente de este peligro, sí podemos tomar medidas que reduzcan nuestra exposición a él y, además, llevar a cabo procesos de depuración que limpien nuestro cuerpo de su influencia tóxica.

Siguiendo una serie de consejos podremos minimizar los efectos de los disruptores endocrinos.

Envases de plástico

Evitar recipientes de plásticos, de aluminio y latas de conserva, ya que utilizan bisfenol A. Los productos que contienen grasas (carnes, pescados, margarinas, salsas, aceites), además, absorben esta sustancia, que después ingerimos.

Por lo que respecta a los envases de agua, es mejor utilizar botellas del número 4 (polietileno de baja densidad) y 5 (polipropileno), y evitar envases del número 3 (PVC o cloruro de polivinilo), 6 (PS o poliestireno) o 7 (otros plásticos).

En general, es mejor optar por envases del número 1 (PET o tereftalato de polietileno) y 2 (HDPE o polietileno de alta densidad), ya que contienen niveles de disruptores endocrinos más bajos.

Envases de cristal

Optar por el formato cristal para los recipientes que contengan bebidas del supermercado, así como para consumir directamente en un establecimiento.

Verduras, frutas

Deben formar parte de la base diaria de la dieta, y se recomienda que sean de procedencia ecológica y de quilómetro cero, sin plaguicidas ni fertilizantes. Hay que limpiar bien la piel de las frutas para eliminar los fungicidas.

Optar por ajo, cebolla, puerro, brócoli, coliflor o col, ya que contienen sulforafano, que combate los daños de los disruptores endocrinos.

Hay que ir con cuidado con lechugas, tomates y pepinos, porque son los que más sustancias tóxicas contienen, y con peras, manzanas, espinacas y melocotones, que contienen cuatro plaguicidas.

Legumbres, semillas, frutos secos

La soja y sus derivados contienen isoflavona, una sustancia muy estrogénica que debemos evitar.

Otras legumbres como garbanzos, judías o guisantes contienen una cantidad muy baja de disruptores hormonales, por lo que se pueden tolerar.

Los germinados de alfalfa también contienen una sustancia estrogénica, la canavanina, por lo tanto, debemos limitar su consumo.

El café afecta a los niveles de estradiol, es mejor moderar su consumo.

El cacao, mejor que sea ecológico y de pureza 100 %, así evitaremos los aditivos.

Plantas medicinales

El regaliz puede bloquear el estrógeno, y es mejor evitar su consumo.

La verbena actúa de manera opuesta a la progesterona y está contraindicada en caso de cáncer.

Si se tienen bajos niveles de progesterona, es mejor evitar la nuez moscada, el tomillo, la cúrcuma o la menta.

El árbol del té y la lavanda también son fitoestrogénicos, así que es recomendable limitar su uso.

Huevos

Si optamos por huevos, estos deben proceder de granjas ecológicas, de gallinas criadas en el suelo, y de este modo evitaremos tratamientos farmacológicos y piensos de mala calidad.

Pescados y mariscos

Eliminar de la dieta el pescado de piscifactorías y el fluvial, ya que proviene de ambientes contaminados con policlorobifenilos (PCB).

Algunas especies tienen mayor tendencia a absorber los tóxicos, como los peces grandes de aguas frías: bacalao, salmón, pez espada, tiburón, mero. Es mejor evitarlos.

Reducir el consumo de grandes especies: atún, bonito, etc., y evitarlos durante el embarazo y la lactancia.

Marinar o cocer muy poco el pescado azul pequeño (sardina, anchoas, arenque, caballa, boquerón) para evitar la desnaturalización de los ácidos grasos.

Carne

Disminuir su consumo a una vez a la semana (ternera, cerdo y aves de corral), y así evitaremos hormonas de crecimiento, anabolizantes y antibióticos.

Optar por productos de quilómetro cero, alimentados con hierba fresca y con posibilidad de salida al exterior, y así evitaremos los ejemplares alimentados con pienso sintético y despojos.

Eliminar de la dieta el embutido industrial o con aditivos.

Métodos de cocinado

Es preciso evitar el uso de barbacoas, ya que la quema de aceite deriva en benzopirenos, que caen en las brasas. Mejor optar por barbacoas verticales donde el aceite no se desprenda hacia el foco del calor.

No utilizar sartenes que contengan ácido perfluorooctanoico (PFOA), como las antiadherentes.

Intentar que los utensilios de cocina sean de cristal, de acero inoxidable o de cerámica, ya que han sido tratados con procesos naturales.

En caso de bebidas calientes, no usar envases de poliestireno.

Eliminar bien los restos de detergente en los lavados manuales y optar por los productos de limpieza ecológicos.

Evitar plásticos de un solo uso.

Eliminar los utensilios que contengan retardantes de llama, ya que pueden emitir partículas.

Cómo eliminar los disruptores hormonales de nuestro organismo

Los disruptores hormonales se acumulan en nuestro tejido adiposo, por lo que un modo de deshacerse de ellos es eliminar este tipo de tejidos de nuestro organismo. Para poder hacerlo debemos liberar las toxinas en las grasas y conseguir que sean hidrosolubles para poder expulsarlas a través de las heces, la orina o el sudor.

En este proceso participa nuestro hígado con la llamada vía de desintoxicación. En una primera fase se apoyará en un grupo de enzimas llamado citocromo P450 y en la segunda fase terminará el proceso con la llamada metilación. Si facilitamos esta transformación tendremos mucho terreno ganado en la lucha contra los disruptores hormonales.

Para empezar, si no lo habíamos pensado antes, ahora debemos centrarnos en disminuir la grasa de nuestro cuerpo. El modo de hacerlo es harto conocido. Las calorías diarias que ingerimos no deben sobrepasar las que quemamos. Para ello debemos diseñar un plan dietético con la ayuda de un profesional.

Luego, tendrá lugar la eliminación de grasas, proceso en el cual se liberarán toxinas en el organismo, por lo que cabe la posibilidad de que órganos como el hígado puedan verse afectados o notar síntomas inflamatorios en distintas partes del organismo. Es el llamado proceso de detoxificación, con el que conseguiremos depurar nuestro cuerpo.

Para colaborar en todo este proceso es necesario el ejercicio físico diario: correr, levantar pesos o realizar ejercicios más moderados como andar o practicar yoga pueden ser útiles para este propósito. Deben requerir esfuerzos intensos en poco tiempo y practicarlo de modo regular, lo que lleve a desencadenar la quema de grasas.

Una opción para complementar este adelgazamiento es el uso de la sauna combinado con sesiones de baño en agua fría.

Alimentación y suplementos

Para evitar que enfermemos, el cuerpo reacciona frente a este alud de químicos y contaminantes almacenándolos en la grasa y, para esquivar los daños de la comida basura y precocinada —llena de edulcorantes y aditivos— ralentiza el metabolismo.

Pero esto no es vida; para sanarnos hace falta comer comida de calidad. Con una dieta rica en verduras, frutas y proteínas de calidad conseguiremos alejarnos de las enfermedades y perder peso. Hagamos que la comida sea nuestra medicina.

• Durante este proceso de depuración es recomendable beber una mayor cantidad de agua, que no sea del grifo (libre de metales) y proveniente de envases de cristal. Entre comidas deberíamos beber un litro diario

- Son recomendables las infusiones como el té verde o el rooibos

- Eliminación total de alimentos envasados y apuesta por aquellos frescos y ecológicos, y así evitar la entrada de más disruptores

- Las verduras y frutas, además, nos aportarán antioxidantes y sus propiedades antiinflamatorias y desintoxicantes

- Cambiar a sal marina ecológica, de propiedades antiestrogénicas

- Limitar las carnes y pescados y aumentar las verduras, frutas y hortalizas, especialmente aliáceas (ajos, cebollas) y crucíferas (brócoli, col, coles de Bruselas), ya que favorecen la desintoxicación

- Incrementar el consumo de alimentos que contienen betacarotenos: zanahorias, pimientos, huevos..., ya que tienen grandes propiedades antiestrogénicas y antioxidantes

- Comer huevos ecológicos, ricos en lecitina, vitaminas D y B y colina. Favorecen la acción de metilación hepática para eliminar toxinas

- Betaína, presente en remolachas y en zumos, ya que colabora en la eliminación de estrógenos

- Cacao: favorece la síntesis de hormonas

- Aceite de coco: precursor de hormonas andrógenas

Suplementación:

- Vitamina D$_3$: anticortisol y antiestrogénica

- Viamina E: normaliza la proporción entre estradiol y progesterona

- Vitamina C: ayuda a reducir el cortisol

- Polen de abeja: colabora en la síntesis de hormonas

17

Hábitos y remedios naturales para el equilibrio emocional

A lo largo del libro hemos visto las numerosas y diversas implicaciones que las hormonas tienen en nuestro organismo. Es un complejo sistema que, si falla en un punto muy concreto, puede afectar a muchas funciones que parecen muy distantes entre sí.

La medicina tradicional, aunque ha avanzado mucho en el tratamiento de numerosas dolencias que el aparato hormonal tiene asociadas, suele tratarlas de modo aislado, obviando las relaciones y conexiones que existen entre sí.

Por ello, en estas páginas hemos tratado siempre de ofrecer remedios poco invasivos que, desde un enfoque holístico, dieran una salida a los desajustes que se producen en nuestro cuerpo. Ahora, llegados a este punto, podemos asegurar que la mejor manera de prevenir estos trastornos hormonales y de paliar sus consecuencias en el organismo es llevar una dieta equilibrada y un estilo de vida saludable.

El triángulo de la salud: nutrición-acción-emoción

Durante el desarrollo del libro hemos ido dando consejos puntuales para potenciar o mejorar la acción de una u otra hormona, pero es importante que entendamos que la salud depende de múltiples factores y que la suma de todos ellos es lo que va a hacer que nuestro organismo fluya de una manera correcta.

Hacerlo es fácil. Debemos pensar en un triángulo que, a partir de ahora, guiará nuestro modo de vida: nutrición-acción-emoción. Para empezar, hay que recurrir a los alimentos que sean lo más cercanos posible a su forma natural y menos procesados, llenos de nutrientes, y combinarlo con una vida físicamente activa. Y no debemos olvidar las emociones. Una actitud positiva y feliz ante la vida será clave para que gocemos de una gran salud.

Cada caso es distinto, así que para planificar nuestra dieta de manera personalizada y enfocarla a mejorar la salud hormonal, animamos a consultar con profesionales cualificados, como nutricionistas o expertos en psiconeuroinmunoendocrinología (PNIE) para que valoren cuál es nuestra situación y, juntamente con nosotros, diseñen un plan nutricional y de suplementación a medida.

En cuanto al ejercicio físico, debemos empezar a pensar que los músculos son una auténtica bomba para preservar la salud hormonal: son un órgano clave para mantener determinadas hormonas anabólicas. Recordemos que las hormonas anabólicas son todas aquellas que nos permiten conservar el organismo en buen estado. Así que debemos mantenerlos activos y no olvidarnos de ninguno de ellos. No basta solo con ir a pasear o realizar ejercicio cardiovascular (correr, ir en bici, etc.), sino que es importante ejercitar todos los músculos con trabajos de fuerza y de resistencia muscular.

Pero todavía hay otra conexión más: la emocional. El estado de nuestras emociones puede afectar directamente a nuestro equilibrio hormonal, así que si queremos tener una vida saludable debemos cuidar nuestras relaciones con las demás personas y evitar la soledad. No se trata solo de vigilar que nuestra mente esté en perfecto estado, sino que nuestro cerebro también está conectado a distintas partes de nuestro organismo y la depresión o la ansiedad, por ejemplo, pueden afectar directamente a través de una enfermedad.

Emociones y dolor

El dolor en cada parte del cuerpo se corresponde a un tipo de sentimiento. Esta afirmación, tan denostada por la medicina, tiene una base científica que puede ser explicada a través de los neurotransmisores. Según sea en la cabeza, los músculos o cualquier parte de nuestro organismo, podemos saber de qué tipo de experiencia proviene este dolor y ponerle remedio con nuestra actitud. Somos parte activa de nuestra curación y debemos dar un paso al frente.

• Músculos: son el factor más limitante en nuestra movilidad y están relacionados directamente con nuestra adaptabilidad. Un problema muscular puede significar que estamos pasando estrés emocional frente a algún cambio vital

- Migraña: igual que sucede con los músculos en el cuerpo, al movernos el dolor de cabeza limita nuestra capacidad para pensar. Probablemente estemos frente una decisión que nos está costando, así que deberíamos buscar algún modo de relajación que nos ayude a ver las cosas más claramente

- Estómago: en nuestro sistema digestivo confluyen multitud de terminaciones nerviosas. Si ahí sentimos dolor, significa que estamos viviendo una experiencia negativa que aún no hemos resuelto y a la que debemos enfrentarnos. La ansiedad siempre acaba afectado a nuestro estómago

- Espalda: en esta parte de nuestro organismo se sienten las carencias emocionales. Como si encima cargáramos con esa pena. Quizás debamos cultivar nuestras relaciones y avivar el amor que sentimos por los que nos rodean

- Articulaciones: cambio y movimiento, eso significa parte de brazos y piernas. Sus trastornos indican miedo a la evolución, a las vueltas que da la vida. Seamos flexibles. Siempre estamos a tiempo de abrirnos a cosas nuevas

- Dientes: el aparato dental concentra los dolores derivados del disgusto frente a una etapa de nuestra vida. Habrá algo que no nos guste y que debamos cambiar. Hay que fijarse en las cosas buenas que nos rodean e intentar superar lo negativo

- Fatiga: el agotamiento es señal de que no nos dejamos llevar por lo que nos pide la vida. Quizás es hora de abrirse a lo nuevo y olvidar nuestras resistencias

Esto son solo ejemplos muy genéricos de cómo nuestras emociones pueden afectarnos y concretarse en dolores en distintas partes del cuerpo. Esta relación entre el cerebro y el resto del organismo se da a través del sistema nervioso, y las hormonas son sus protagonistas principales.

Emociones e intestino

El sistema nervioso nos permite dar respuestas adecuadas a los estímulos que recibimos. Cada órgano se encarga de sus correspondientes reflejos y, si estos son más elaborados, son controlados desde el cerebro, en el hipotálamo. Las emociones son un ejemplo de reflejo complejo.

Un caso paradigmático es el de la serotonina. La llamada hormona de la felicidad se fabrica, en un 80 %, en el intestino. De ahí que las emociones negativas nos afecten siempre en las tripas. Es la responsable de que podamos conciliar el sueño y su trastorno puede causar insomnio y depresión. Pero no solo eso: un nivel bajo de esta hormona puede notarse en los pies y las manos fríos o en las migrañas. Todos estos síntomas están relacionados con el intestino y las bacterias que ahí habitan, por eso es tan importante para nuestra salud emocional incluso, cuidar nuestra microbiota evitando, por ejemplo, el exceso de antibióticos innecesarios y de alimentos que afectan a nuestras bacterias intestinales (azúcares refinados, gluten, lácteos industriales y, en definitiva, alimentos procesados).

En las paredes del intestino, el sistema nervioso entérico posee sensores en las mucosas que, según el tipo de alimentos y las heces que de ellos derivan y de la microbiota resultante, estimulan la creación de serotonina. En cierto modo, el sistema digestivo está diseñado para «sentirlo» desde el cerebro. Emociones y organismo trabajando juntos para funcionar a la perfección.

El papel de la microbiota intestinal en las emociones

Pese a la gran evolución de los medicamentos para enfermedades mentales como la ansiedad o la depresión, aún no se tiene en cuenta el sistema digestivo como principal responsable de estas dolencias. Y eso que cualquier cambio en la flora intestinal puede provocar desde enfermedades neuroendocrinas o neuroinmunes hasta trastornos emocionales.

La complejidad de las bacterias que viven en nuestro sistema digestivo es inmensa. De hecho, tenemos más bacterias que células en nuestro organismo. Un número casi incomprensible para la escala humana de 10^{14} bichitos viviendo en nuestro intestino. Dicho de un modo más entendible, tenemos de uno a dos quilos de bacterias en nuestro interior con alrededor de veinte mil funciones diferentes que se relacionan directamente con nuestro cerebro a través de los sensores del intestino.

Esta estrecha relación sistema digestivo-cerebro explica, por ejemplo, que, si penetran sustancias tóxicas al intestino a través de la alimentación (contaminantes o subproductos de la comida procesada, por ejemplo), uno de sus efectos puede ser un estado de ánimo más bajo que puede desembocar en depresión. Esto solo puede ser explicado por las afectaciones que estos tóxicos tienen en la microbiota.

El estrés también afecta a nuestra flora intestinal y distorsiona nuestro sistema hormonal y nervioso. Bacterias como la *Escherichia coli*, por ejemplo, tiene receptores para las hormonas del estrés que activan el eje hipotálamo-hipofisario-adrenal, una interacción que se da entre el cerebro y las glándulas pituitarias y renales, responsables de la síntesis de hormonas. Este sistema controla las reacciones al estrés.

Así que se puede afirmar, sin lugar a dudas, que la comunicación entre la microbiota intestinal, el sistema nervioso entérico (del intestino) y el sistema nervioso central es constante y que, si cuidamos nuestra flora intestinal, daremos un primer paso para tener emociones sanas y saludables.

Como cuidar nuestras emociones a través de la microbiota

Para mantener los niveles de serotonina, por ejemplo, será necesario que nuestro intestino mantenga en equilibrio distintos tipos de bacterias, entre las que se encuentran: *Lactobacillus rhamnosus*, *Bifidobacterium infantis*, *Lactobacillus helveticus* o *Bifidobacterium longum*.

Algunos alimentos tienen buenos efectos en esta flora intestinal: fermentados como el miso, el kéfir o el chucrut. Otros alimentos como el chocolate, las uvas, el té, el café o el vino pueden aportar también polifenoles a nuestras bacterias intestinales.

Pero esto no quiere decir ahora que tomando vino y comiendo chocolate vayamos a tener la solución a todos nuestros problemas. Se debe entender siempre la moderación como la clave y, por supuesto, si nos hartamos a chocolate, café y vino vamos a sufrir desequilibrios.

Por otro lado, debemos cuidar también la presencia de uno de los precursores de la serotonina: el triptófano, un aminoácido que participa en la síntesis de esta hormona que está presenta en algunos alimentos:

- Huevos

- Carne

- Quesos

- Pescado y marisco

- Soja y derivados

- Pipas de calabaza, semillas de chía, sésamo

No obstante, el consumo de estos alimentos no asegura la presencia de triptófano. El estrés o el exceso de peso pueden impedir su síntesis ya que, en estas situaciones, se produce un aumento de citoquinas inflamatorias que alteran la vía metabólica, donde el triptófano se convierte en serotonina. Así que hay que reducir el estrés y llevar una vida tranquila si queremos fabricar la «hormona de la felicidad» en nuestro organismo.

Para reducir esta inflamación que distorsiona nuestro metabolismo también podemos hacerlo mediante la alimentación. Los omega-3 son grasas poliinsaturadas que nos ayudan a reducir la inflamación en nuestro cuerpo. Los podemos encontrar en:

- Pescado: sardina, caballa, atún

- Aceite de krill

- Frutos secos

- Aceites vegetales

- Cúrcuma: potente antiinflamatorio que reduce la acidez, evita los gases, combate la artritis y el cáncer y protege el hígado y el corazón, entre otros muchos beneficios

Los probióticos

Otra de las razones que puede llevarnos a un exceso de inflamación y a una menor síntesis de serotonina es el desequilibrio en la microbiota intestinal. El exceso de *Escherichia coli*, por ejemplo, tiene un efecto directo en esta hinchazón. Debemos, por lo tanto, cuidar nuestra microbiota intestinal. Su importancia ya ha sido explicada en las páginas de este libro, pero no está de más volver a centrarnos en unos alimentos tan fundamentales para el buen funcionamiento de nuestro cuerpo. Su efecto es capital en el equilibrio de la microbiota.

La mala alimentación, el estrés, los contaminantes o el exceso de antibióticos afectan a nuestra flora intestinal y, como hemos visto, tienen multitud de afectaciones. Dolencias como diarreas o estreñimiento, dolor abdominal, migrañas o un estado emocional alterado pueden tener su origen en una mala gestión de nuestra flora. Los probióticos pueden ayudarnos a equilibrar las bacterias que habitan en el interior de nuestro sistema digestivo y a paliar esos síntomas para vivir mejor. Algunos alimentos que contienen probióticos son:

- Kéfir, yogur, queso

- Kimchi coreano o chucrut, elaborados con col fermentada

- Chocolate negro

- Verduras lactofermentadas como los *pickles* o encurtidos

- Derivados de la soja como miso o tempé

- Kombucha: bebida hecha a partir de té fermentado

Cómo aliviar los dolores de la regla con buenos hábitos

El ciclo menstrual también debe cuidarse con unos hábitos y una alimentación adecuados. Con solo algunos trucos, conseguiremos mejorar nuestra calidad de vida.

- Realizar masajes circulares en la parte baja del abdomen

- Aplicar calor (con una almohada térmica, por ejemplo) debajo del ombligo

- Tomar baños o duchas calientes

- Ingerir líquidos calientes

- Comer menos y con más frecuencia

- Elevar las piernas cuando estemos recostados

- Relajarse con el yoga o la meditación

- Incluir en nuestra dieta vitamina B_6 (judías blancas, garbanzos, plátano, pollo), calcio (repollo, espinaca, sardina) y magnesio (verduras de hoja verde, frutos secos, pescado)

- Bajar de peso si hace falta

- Hacer ejercicio moderadamente: andar, ejercicios de basculación de la pelvis

Comer para conseguir el equilibrio hormonal

Ya hemos visto la relación directa entre los intestinos y nuestro buen funcionamiento hormonal. Así que hay cierto tipo de sustancias que, ingeridas con normalidad, pueden conseguir que mejoremos nuestros desajustes. Algunos alimentos son auténticos reguladores hormonales.

- Higos: ayudan en el equilibro de las hormonas sexuales femeninas. Recomendado en la menopausia.

- Levadura de cerveza: fomenta la creación de hormonas tiroideas, además de testosterona y progesterona. Muy rica en vitaminas y minerales

- Salvia: también rica en estrógenos. Muy apropiada para los desajustes menstruales

- Caléndula: flor adecuada para los trastornos ginecológicos

- Ortiga: ayuda a reducir el exceso de estrógenos

- Omega-3: presente en pescado azul y en legumbres y frutos secos, es un magnífico impulsor de la dopamina

- Nabos y espinaca: gracias a su riqueza en folato, suponen un buen favorecedor de la dopamina y la serotonina

- Huevos, pescados, carnes, legumbres y cereales, que son ricos en proteínas, lo que beneficiará nuestros niveles de dopamina, epinefrina y norepinefrina

- Hidratos de carbono: impulsan la presencia de serotonina

Ayuno: el gran secreto para mejorar nuestra salud

«Que el alimento sea tu medicina.» Esta frase, acuñada por Hipócrates, el doctor de la Antigua Grecia considerado el fundador de la medicina, resume muy bien los beneficios que puede tener para nuestro cuerpo una buena alimentación. A lo largo de estas páginas hemos encontrado buenas recomendaciones para comer de un modo sano que nos permita regular nuestro sistema hormonal.

En ocasiones, la dieta abundante en azúcares y grasas, comida procesada y la alimentación desequilibrada hace que se acumule en nuestro cuerpo un exceso de toxinas que nos provocan trastornos de salud. El ayuno es una buena opción para depurarse y permitir al organismo empezar de cero, poniéndolo en muy buena predisposición para que, al cambiar la dieta, pueda absorber buenos nutrientes que permitan que nuestra salud mejore más rápidamente.

A veces solo haría falta fijarnos en nuestro entorno y usar el sentido común para saber qué es lo mejor para nuestro cuerpo. Los animales y los niños, por ejemplo, lo primero que hacen al sentirse enfermos es dejar de comer. Ellos, sin entenderlo, intuyen que esa será la mejor manera de recuperarse. Ahora, además, son muchos los científicos que han visto el ayuno como una oportunidad para complementar las terapias de los enfermos y acelerar su proceso de recuperación.

Dejar de comer completamente o parcialmente durante unos días, actividad que siempre debe realizarse bajo supervisión de un especialista, reduce la hinchazón de nuestro organismo, disminuye el estrés oxidativo, activa la quema de grasas y disminuye la incidencia de enfermedades relacionadas con el envejecimiento.

Ayunar, por ejemplo, incrementa la función cognitiva y mejora la memoria y la capacidad de aprendizaje, lo que es un buen antídoto preventivo contra el párkinson y el alzhéimer. Además, del mismo modo que la práctica habitual de deporte, el ayuno permite mejorar la respuesta al estrés, ya que se trata de un reto para el organismo, lo que supone una mejora para todas les enfermedades relacionadas con este estado emocional alterado.

No hace falta que se trate de una eliminación total de la comida durante unos días. Esto requiere práctica y debe hacerse de un modo progresivo. Para empezar, por ejemplo, puede probarse una reducción general de la ingesta de alimentos. Se podría intentar comiendo solo una vez al día. Solo con este paso notaremos que el cuerpo se siente más vigoroso, ya que la mayor parte de la energía diaria la dedicamos a la digestión. La concentración también aumenta y nos sentimos más claros y despiertos. Al cabo de los días notaremos también efectos en la piel, más brillante y nutrida y, aunque no lo veamos, también habrá consecuencias en nuestro interior, con una mejora general del estado de nuestras mucosas, que habrán podido invertir energía en regenerarse.

En nuestro libro *Los beneficios del ayuno* se puede encontrar mucha información sobre esta práctica milenaria.

Acostumbrarse a vivir con menos alimentos produce un beneficio general para todo el cuerpo, reduce su peso, promueve su depuración y permite alargar nuestros años de vida. Podemos probar también un ayuno durante unos días. Nos permitirá fortalecer el organismo y prevenir el ataque de enfermedades.

Lo que ingerimos tiene una enorme influencia en lo que pasa en el interior de nuestro cuerpo. El ayuno puede ser una vía para depurarse y hacer un punto y aparte para retomar una dieta sana y equilibrada. A lo largo de estas páginas hemos visto numerosos ejemplos de alimentos que ayudan a equilibrar el sistema hormonal.

Se trata de que nosotros mismos nos responsabilicemos de nuestra salud y de que participemos activamente en mantenerla y conservarla. Puede ser con el ayuno o encontrando una forma de vida saludable en nuestro día a día, pero no para que la dejemos en manos de terceras personas.

Se trata de incorporar buenos hábitos y conseguir llevar una vida saludable sin esfuerzo. Además de la dieta, un estado emocional sano y tranquilo, acompañado de la práctica de deporte de forma regular, son las otras claves para conseguir una salud de hierro. Solo así nos sentiremos sanos y fuertes y mejoraremos nuestra calidad de vida. Es fácil si lo intentamos. La cuestión es ponerse a ello.

Glosario

Acetilcolina: conector que participa en la transmisión de los impulsos nerviosos.

Adrenalina: hormona que actúa en las reacciones de lucha o de huida desencadenadas por una situación de estrés. Provoca el aumento de la frecuencia cardíaca, la contracción de los vasos sanguíneos y la dilatación de los conductos de aire.

Albúmina: proteína muy común en la sangre, procedente del hígado, que actúa de transporte de las hormonas sexuales.

Aldosterona: hormona reguladora del transporte de sodio y de potasio en el organismo.

Aromatasa: enzima que participa en la síntesis de los estrógenos.

Betaína: estrógeno natural que ayuda al equilibrio de las hormonas sexuales femeninas en el organismo. Está presente en la remolacha y las espinacas.

Bisfenol A (BPA): compuesto de muchos plásticos y aditivos plásticos, perjudicial para los humanos.

Células diana: receptores correspondientes a los que se une cada hormona para provocar una respuesta bioquímica o fisiológica específica.

Cortisol: hormona de estrés que prepara al organismo para la lucha o para la huida, liberando una cantidad extra de glucosa (para tener una mayor cantidad de energía) y suprimiendo la acción del sistema inmunitario.

Dehidroepiandrosterona (DHEA): neurotransmisor que tiene efectos contrarios al cortisol. Es responsable de la síntesis de otras hormonas como la testosterona y los estrógenos y tiene grandes propiedades antiedad.

Dopamina: también conocida como la hormona de la felicidad, es un neurotransmisor que participa en funciones fundamentales de la actividad motora, del sueño, de la atención y del aprendizaje, así como de la motivación y de la respuesta ante ella.

Enzima: molécula que actúa como catalizadora de reacciones químicas. Es decir, que hace posible que una reacción química tenga lugar.

Estradiol, estriol y estrona: diferentes tipos de estrógenos.

Estrógenos: hormonas sexuales femeninas producidas, principalmente, en los ovarios, que, entre otras cosas, participan en la definición de las características físicas sexuales de la mujer, además de regular el ciclo menstrual.

Glándula pineal: glándula situada en el cerebro que produce melatonina, hormona dedicada a la regulación del ciclo del sueño.

Globulina fijadora de hormonas sexuales (SHBG): proteína producida en el hígado, el cerebro y el útero, los testículos y la placenta, que presenta una gran atracción por los estrógenos, testosterona y DHT (un derivado de la hormona sexual masculina), y actúa como su transporte en el torrente sanguíneo.

Glutatión: enzima del hígado que ayuda a la eliminación de estrógenos. De grandes propiedades antioxidantes, protege el cuerpo de los radicales libres. Participa en la síntesis de prostaglandinas y de proteínas. Sus niveles afectan a los sistemas inmunitario, nervioso, respiratorio y digestivo.

Hipófisis (o glándula pituitaria): glándula situada en la base del cerebro que libera las hormonas que se encargan de la homeóstasis (equilibrio del organismo). Depende, en gran medida, del hipotálamo.

Hipogonadismo: trastorno consistente en la falta de funcionalidad de testículos u ovarios o en la invalidez genética para segregar la hormona liberadora de gonadotropina. Esto se traduce en unas características sexuales subdesarrolladas: huesos y músculos debilitados, menor presencia de vello, gravedad del tono de voz y esterilidad.

Hipotálamo: parte del cerebro donde se coordinan conductas fundamentales para el organismo como la conducta, la temperatura corporal, la alimentación o el apareamiento. Regula la hipófisis y es el centro de mando del sistema endocrino.

Histamina: hormona involucrada en las respuestas del sistema inmunitario frente a la hipersensibilidad y las alergias que desencadena procesos inflamatorios, facilitando la llegada de las defensas del organismo.

Hormona gonadotrópica: hormona segregada por la hipófisis y por la placenta en el embarazo que, en la fase folicular de la menstruación, participa en la maduración de los óvulos. En los hombres, impulsa la producción de testosterona en los testículos.

Hormona tiroidea: hormona sintetizada por la glándula tiroides que incrementa el metabolismo basal, participa
en la síntesis de proteínas, regula el crecimiento y la
maduración de las neuronas, además de afectar al metabolismo de las vitaminas.

Inmunodepresión: debilitamiento del sistema inmunitario
que limita la lucha contra agresiones externas y que puede estar causado por ciertas enfermedades. En medicina, se provoca también este estado para evitar el re-
chazo de órganos trasplantados por parte del receptor.

Insulina: hormona que participa en el aprovechamiento de
los nutrientes, especialmente de la glucosa. La resistencia del cuerpo a su acción puede desembocar en
diabetes.

Levotiroxina sódica: forma sintética de hormona tiroidea
que «engaña» al organismo y solventa las complicaciones del hipotiroidismo.

Lisina: aminoácido esencial que disminuye el colesterol y
que participa en la absorción del calcio. Está presente
en cereales, arroz y frutos secos.

Mastocitos: células de los tejidos conectivos (conjunto de
tejidos que conectan los diferentes órganos del cuerpo) que participan en las dinámicas del sistema inmunitario mediante la liberación de histamina.

Melatonina: hormona sintetizada a partir de triptófano, en
la glándula pineal, que controla el ciclo diario del sueño.

Microbiota: conjunto de microorganismos que habitan en
el intestino humano.

Omega-3: ácidos grasos poliinsaturados que el cuerpo humano no puede fabricar y que debemos ingerir a través del pescado azul, las semillas o los frutos secos.
Tiene unos beneficios cardiovasculares enormes.

Parabenos: compuestos orgánicos derivados del petróleo o inorgánicos oxigenados presentes en bactericidas y fungicidas y usados por todo tipo de industrias como la cosmética, la farmacéutica o la alimenticia, los cuales han levantado gran controversia al considerar algunos científicos que se trata de sustancias cancerígenas.

Prebiótico: alimento no digerible que potencia el crecimiento de bacterias beneficiosas para el intestino.

Probiótico: alimento que contiene microorganismos vivos que, al entrar en el intestino, contribuyen al equilibrio de su microbiota. Tiene beneficios para el sistema inmunitario y para el organismo en general. Además de yogur, otros alimentos probióticos son el kéfir, el chucrut, el miso o el té de kombucha, entre otros.

Progesterona: hormona sexual femenina que se segrega durante la segunda parte de la menstruación y que, en caso de embarazo, tiene como objetivo la protección del feto.

Prolactina: hormona responsable de la producción de leche durante la lactancia y de la síntesis de la progesterona.

Prostaglandina: sustancia de carácter lipídico que acentúa las contracciones uterinas, que acaban desencadenando el parto.

Radical libre: elemento que el cuerpo usa en sus reacciones químicas, muy inestable, y que en exceso puede ser muy perjudicial para el organismo.

Resveratrol: fenol que lucha contra las consecuencias cancerígenas de los estrógenos. Presente en las frutas del bosque.

Serotonina (también llamada 5-HT o 5-hidroxitriptamina): hormona que actúa en la regulación de la alimentación, el sueño, la ansiedad o la atención.

Testosterona: hormona sexual masculina, responsable de la definición de las características físicas del hombre. Se produce, principalmente, en los testículos.

Tiroglobulina: proteína que, junto al yodo, actúa como precursor de la hormona tiroidea.

Tiroides: glándula situada justo debajo de la nuez del cuello que regula el metabolismo del cuerpo y la sensibilidad a otras hormonas, además de inducir a nuestros genes a producir determinadas proteínas. Su trastorno puede afectar a un amplio espectro de funciones del organismo.

Treonina: aminoácido que metaboliza las grasas del hígado y frena la síntesis de estrógenos.

Triptófano: aminoácido esencial, fundamental para la liberación de serotonina, que se encuentra en los huevos, la leche, los cereales, el chocolate, las carnes rojas y el pescado, entre muchos otros alimentos.

Bibliografía y fuentes

Anglada, M. y Verdaguer, X. (10-02-2013). «La salut hormonal femenina». Barcelona: Conferència Culinària, Espai Nutrim, Barcelona.

— (04-10-2016). «La salud hormonal: ¿la disfrutas o la sufres?». Torremolinos (Málaga): Conferencia Culinaria. Centro Fisio&Terapia.

— [en línea]. «El dolor crònic i les migranyes». Conferència Culinària *<https://etselquemenges.cat>*.

Bevilacqua, R. [en línea]. «Puede que ayunar no te lleve a una vida eterna, pero sí te podría ayudar a vivir por más tiempo». UPSOCL. *<www.upsocl.com/verde/puede-que-ayunar-no-te-lleve-a-una-vida-eterna-pero-si-te-podria-ayudar-a-vivir-por-mas-tiempo/>*.

Campbell, K. [en línea] «New data on the link between gut bacteria, melatonin, and the circadian clock». Gut Microbiota. Research and Practice. *<www.gutmicrobiotaforhealth.com/en/new-data-link-gut-bacteria-melatonin-circadian-clock/>*.

Campillo, J. E.. (2007). *El mono obeso. La evolución humana y las enfermedades de la opulencia: obesidad, diabetes, hi-*

pertension, dislipemia y ateroesclerosis. Barcelona: Editorial Crítica.

— (2012). *El mono estresado. Todo lo que usted quiso saber sobre el estrés, su prevención y su tratamiento, como nunca se lo habían contado.* Barcelona: Editorial Crítica.

Castell, Á. (10-11-2012) [en línea]. «Veinte dolores corporales ligados a un estado emocional». Barcelona Alternativa. *<barcelonaalternativa.es/dolores-corporales-ligados-a-un-estado-emocional/>.*

Chabelski, C. (20-07-2010) [en línea]. «Los cambios hormonales de las mujeres en las distintas etapas de la vida». Argentina: *Clarín,* «Entremujeres». *<www.clarin.com/entremujeres/vida-sana/salud/hormonas-cambios_hormonales-menopausia-menstruacion_0_Hyl9y5wmx.html>.*

(24-10-2013) [en línea]. *Cómo elegir un buen probiótico.* Madrid: Salud, nutricion y bienestar. *<www.saludnutricion-bienestar.com/como-elegir-un-buen-probiotico/>.*

Davidson, R. J. y Begley, S. (2012). *The emotional life in your brain. How its unique patterns affect the way you think, fee, and live- and how you can change them.* Estados Unidos: Avery.

Dieta sin histamina. Document PDF. Barcelona: Institut Ferran de Reumatologia. *<www.institutferran.org/documentos/dieta_sin_histamina.pdf>.*

Ferrer, M. (25-10-2015) [en línea]. «¿Cómo se tienen que alimentar las mujeres durante la menopausia?». *Soy como como. <www.soycomocomo.es/reportajes/como-se-tienen-que-alimentar-las-mujeres-durante-la-menopausia>.*

García-Cruz, E., Piqueras, M., Huguet, Ribal, M. J., Vilaseca, A., Gosálbez, D., Castañeda-Argaiz, R., Carrion, A., Alcover, J. y Alcaraz, A. (2012). *Higher second fourth digit ratio predicts* higher incidence of prostate cancer in prostate biopsy. Oncological Urology.

Gorman, C., Park, A. y Dell, K. [en línea]. «Cellular inflammation: The secret killer». Massachusetts: Inflammation Research Foundation. <www.inflammationresearchfoundation.org/inflammation-science/inflammation-details/time-cellular-inflammation-article/#content>.

Guinjoan, S. (08-08-2014) [en línea]. «Humores que cambian, emociones a flor de piel… ¿son las hormonas?». Argentina: Clarín, «Entremujeres». <www.clarin.com/psicologia/humores-emociones-hipersensibilidad-hormonas-menopausia_0_rkbrykcv7g.html>.

Hurd, R. (09-05-2014) [en línea]. «Cambios en el sistema reproductor masculino por el envejecimiento». Estados Unidos: Medline - Biblioteca Nacional de Medicina de los EE.UU.<www.medlineplus.gov/spanish/ency/article/004017.htm>.

Latorre, E., Layunta, E., Grasa, L., Castro, M., Pardo, J. y Gomollon, F. (2016). Intestinal Serotonin Transporter Inhibition by Toll-Like Receptor 2 Activation. A Feedback Modulation. San Francisco: PLoS ONE.

López, M. (23-05-2016) [en línea]. «El trasplante de heces podría ser la clave para curar la colitis ulcerosa». Madrid: ABC. <www.abc.es/salud/enfermedades/abci-trasplante-fecal-podria-clave-para-curar-colitis-ulcerosa-201605232014_noticia.html>.

(2016) [en línea]. Los neurotransmisores y sus funciones. lasalud.info. <http://lasaludi.info/los-neurotransmisores-y-sus-funciones.html>.

Lundell, D. (2007). The great collesterol lie. Why inflammation kills and the real cure for heart disease. Heart Surgeons Health Plan.

Martín García, C.. (06-05-2016) [en línea]. «Diez alternativas naturales al ibuprofeno». Dmedicina.com.<*www.dmedicina.com/medicamentos/2016/05/06/diez-alternativas-naturales-ibuprofeno-112529.html*>.

McEvoy, M. (03-06-2011) [en línea]. «Cortisol and DHEA. The major hormone balance». Metabolic Healing. <*https://metabolichealing.com/cortisol-dhea-the-major-hormone-balance/*>.

Mediavilla, D. (02-10-2014) [en línea]. «Domadores de bacterias». Madrid: El País. <*www.elpais.com/elpais/2014/10/02/ciencia/1412259746_076263.html*>.

— (01-05-2016) [en línea]. «Los medicamentos dañan los microbios que cuidan nuestra salud». Madrid: El País. <*www.elpais.com/elpais/2016/04/28/ciencia/1461862567_061092.html*>.

— (21-05-2016) [en línea]. «Los microbios de tu estómago afectan a tu salud mental». Madrid: El País. <*www.elpais.com/elpais/2016/05/20/ciencia/1463758597_456201.html*>.

Morales, T. (13-11-2015) [en línea]. «Qué comen los más listos (y risueños)». Madrid: El País. <*www.elpais.com/elpais/2015/11/11/buenavida/1447236125_549164.html*>.

Oller, P. (06-04-2016) [en línea]. «Curiosidades clínicas de la ingesta de yodo. La diferencia, poco conocida, entre el yodo proveniente de algas y de sal yodada». El blog de Pau. <*https://pauoller.wordpress.com/2016/04/06/curiosidades-clinicas-de-la-ingesta-de-yodo-la-diferencia-poco-conocida-entre-el-yodo-proveniente-de-algas-y-sal-yodada/*>.

Pomroy, H. (2017). *La dieta del metabolismo acelerado*. México: Penguin Random House Grupo Editorial.

(24-05-2016) [en línea]. «Porqué las mujeres necesitan dormir más». Barcelona: La Vanguardia. <*www.lavanguardia.com/*

vivo/salud/20160524/402009551714/mujeres-necesitan-dormir-mas.html>.

Reus, M. [en línea]. «Por qué no adelgazo». Conferencia en «Soy como como». *<https://soycomocomo.es/producto/por-que-no-adelgazo>.*

Ruíz, C. (03-12-2013) [en línea]. «Estrés, cortisol y obesidad». Nutrientrena.*<http://nutrientrena.blogspot.com.es/2013/12/estres-cortisol-y-obesidad.html>.*

Sacks, D. N. (09-06-2015) [en línea]. *Menopausia.* Estados Unidos: Medline Plus - Biblioteca Nacional de Medicina de los EE.UU. *<https://medlineplus.gov/spanish/ency/article/000894.htm>.*

Sáez, C. (01-06-2016) [en línea]. «Un estudio con ratones desvela cómo la microbiota intestinal de la madre da forma al sistema inmunitario de la cría durante el embarazo». Gut Microbiota News Watch. *<www.gutmicrobiotaforhealth.com/es/un-estudio-con-ratones-desvela-como-la-microbiota-intestinal-de-la-madre-da-forma-al-sistema-inmunitario-de-la-cria-durante-el-embarazo/>.*

Saiz, Y.. (14-07-2016) [en Línea]. «Entrevista a Yoshinori Nagumo. El médico japonés que aconseja comer solo una vez al día: "Los animales luchan cuando tienen hambre"». Barcelona: La Vanguardia. *<www.lavanguardia.com/ 20160713/403167069994/el-medico-japones-que-recomienda-comer-solo-una-vez-al-dia-los-animales-luchan-cuando-tienen-hambre.html>.*

Verdaguer, X. (29-05-2016) [en línea]. «Les hormones em porten de cul». *<www.xeviverdaguer.com/hormones-em-porten-cul/>.*

— (07-07-2016) [en línea]. «Les hormones ja preparen el seu viatge». *<www.xeviverdaguer.com/estrogens-ja-preparen-viatge/>.*

— (09-02-2016) [en línea]. «La menopausia». <*www.xeviverda-guer.com/menopausa-part-1/*>.

Viviani, D., Charlet, A., Van den Burg, E., Robinet, C., Hurni, N., Abatis, M., Magara, F. y Stoop, R. (2011) *Oxytocin Selectively Gates Fear Responses Through Distinct Outputs from the Central Amygdala*. Science, vol. 333.

Young, E. (12-12-2012) [en línea]. «Gut instincts: The secrets of your second brain». Reino Unido: New Scientist.<*www.newscientist.com/article/mg21628951-900-gut-instincts-the-secrets-of-your-second-brain/*>.

OTROS TÍTULOS DE INTERÉS

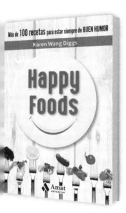

Happy foods

Karen Wang Diggs

ISBN: 9788497359269
Págs: 256

¿Comer todo aquello que nos gusta nos hace realmente felices? ¿Por qué muchas veces, después de saciarnos, nos sentimos culpables? ¿Cuáles son los alimentos que nos ayudan a estar cargados de energía de manera saludable? Comer todo lo que nos apetece sin pensar demasiado nos lleva a experimentar subidones y bajones de energía y cambios bruscos de humor. ¡Cambia o adapta tu menú y empieza ahora mismo a llenar tu día a día de buen humor!

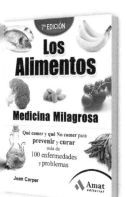

Los alimentos: medicina milagrosa

Jean Carper

ISBN: 9788497353922
Págs: 488

Saber qué se debe comer y qué no se debe comer, según las condiciones de salud de cada persona, es poseer un tesoro de conocimientos para tratar y prevenir los problemas de salud, desde la gripe, hasta el cáncer. El objeto de este libro es proporcionar ese conocimiento. Hay, en estos últimos años, una explosión de estudios sobre estos temas y una serie de hallazgos científicos asombrosos sobre los poderes curativos y preventivos de los alimentos que afectan al comportamiento celular.

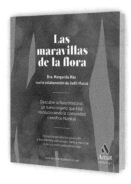

Las maravillas de la flora

Dra. Margarida Mas - Judit Mascó

ISBN: 9788497357395
Págs: 228

Este libro te acercará a todo lo que hay que saber sobre nuestra flora intestinal y cómo aplicarlo a tu día a día. Dentro de este libro encontrarás infografías, consejos, dietas y más información adicional a través de la página web www.lasmaravillasdelaflora.com exclusiva para el lector.

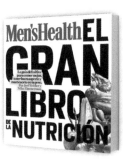

El gran libro de la nutrición

Joel Weber - Mike Zimmerman

ISBN: 9788497354363
Págs: 384

Una guía completa con todos los alimentos, recetas y trucos para mantener una alimentación 100% saludable. Un libro imprescindible para todas aquellas personas que deseen comer bien, sentirse mejor y perder peso rápidamente, además de disfrutar de una salud de hierro. Este manual de alimentación y nutrición, basado en exhaustivas investigaciones, ofrece los últimos descubrimientos científicos en nutrición, excelentes fotografías y recetas fáciles, sabrosas y saludables.

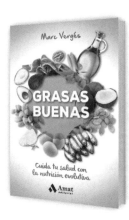

Grasas buenas

Marc Vergés

ISBN: 9788497359702
Págs: 160

Si quieres mejorar tu salud, disminuir tu peso, mejorar tu composición corporal o aumentar la musculatura, regular tus hormonas, mejorar tu estado anímico, dejar de ser un esclavo de comida y aumentar tu energía, este libro te ofrece información, menús y recetas elaboradas con grasas saludables que conseguirán que tu alimentación mejore en sabor y saciedad a la vez que te ayude a prevenir problemas de salud.